Moderne Behandlungskonzepte der Negativsymptomatik bei Schizophrenie

UNI-MED

UNI-MED Verlag AG
Bremen - London - Boston

Anghelescu, Ion-George:
Moderne Behandlungskonzepte der Negativsymptomatik bei Schizophrenie/Ion-George Anghelescu, Michael Dettling und Alex Hofer.-
1. Auflage - Bremen: UNI-MED, 2020

Printed in Europe

Die Erkenntnisse der Medizin unterliegen einem ständigen Wandel durch Forschung und klinische Erfahrungen. Die Autoren dieses Werkes haben große Sorgfalt darauf verwendet, daß die gemachten Angaben dem derzeitigen Wissensstand entsprechen. Das entbindet den Benutzer aber nicht von der Verpflichtung, seine Diagnostik und Therapie in eigener Verantwortung zu bestimmen.

Geschützte Warennamen (Warenzeichen) werden nicht besonders kenntlich gemacht. Aus dem Fehlen eines solchen Hinweises kann also nicht geschlossen werden, daß es sich um einen freien Warennamen handele.

UNI-MED. Die beste Medizin.

In der Reihe UNI-MED SCIENCE werden aktuelle Forschungsergebnisse zur Diagnostik und Therapie wichtiger Erkrankungen "state of the art" dargestellt. Die Publikationen zeichnen sich durch höchste wissenschaftliche Kompetenz und anspruchsvolle Präsentation aus. Die Autoren sind Meinungsbildner auf ihren Fachgebieten.

Vorwort und Danksagung

Die Schizophrenie ist häufig eine chronische und im Alltag stark beeinträchtigende Erkrankung, vielleicht sogar ein Krankheitsspektrum, gekennzeichnet durch heterogene Positiv-, Negativ-, kognitive und affektive Symptomkonstellationen. Dabei sind Negativsymptome ein wesentliches Charakteristikum von Schizophrenien und bestimmen häufig die subjektive Lebensqualität sowie den Langzeitverlauf. Außerdem treten sie häufig schon in unspezifischen Prodromalstadien auf. Ein Großteil aller Betroffenen entwickelt mindestens ein alltagsrelevantes Negativsymptom und etwa ein Drittel anhaltende Negativsymptome. Als Negativsymptome oder Minussymptome bezeichnet man Einschränkungen des normalen Erlebens und psychischer Funktionen, die in der Vergangenheit vorhanden waren, durch die Krankheit nun aber reduziert sind oder aber ganz fehlen können. Diese Symptome stellen also einen Mangel gegenüber dem gesunden psychischen Zustand dar. Differentialdiagnostisch stellen sie eine größere Herausforderung dar als Positivsymptome.

Die Ursachen der Schizophrenie im Allgemeinen und der Negativsymptomatik im Speziellen sind multifaktoriell und bis heute noch nicht vollständig verstanden – trotz intensiver Bemühungen, stetiger Verfeinerung und Ausweitung wissenschaftlicher Untersuchungsmethoden wie Genetik, Bildgebung, Neurophysiologie, Neurobiologie und Sozialwissenschaften. Dass die aktuellen diagnostischen, auf klinischem Verlauf, Verhaltensbeobachtung und psychopathologischer Querschnittsuntersuchung basierenden Kriterien Schwächen aufweisen, ist bekannt und wird rege diskutiert. Doch selbst eine intensive Suche nach allen möglichen bisher gefundenen Ursachen im molekularpathologischen Bereich und mit den entsprechenden Methoden würde heute nur bei einem geringen Prozentsatz von Betroffenen eine möglicherweise kausale Therapie implizieren.

Das Spektrum symptomatischer Behandlungsansätze ist in letzter Zeit allerdings breiter geworden, was hauptsächlicher Gegenstand dieser Monographie ist. Medikamentös sind trotz des heterogenen Ansprechens bislang nur dopaminerg wirksame Präparate bei Schizophrenie einschließlich der Negativsymptomatik zugelassen. Dabei gibt es zwischen diesen bezüglich verschiedener pharmakologischer Parameter gravierende Unterschiede. Partieller dopaminerger Agonismus, präferentielle Bindung an präsynaptischen Dopaminrezeptoren und höhere Affinität zu D_3-Rezeptoren spielen vermutlich bei der Behandlung der Negativsymptomatik eine besondere Rolle.

Darauf wird in diesem Kurzlehrbuch schwerpunktmäßig, aber nicht ausschließlich, eingegangen. Es soll einerseits auf dem aktuellsten wissenschaftlichen Stand sein, andererseits den Klinikern eine praktische Hilfe bei der Diagnostik, Differentialdiagnostik und Behandlung dieses herausfordernden Syndroms geben. Es richtet sich sowohl an Studierende der Medizin als auch an Weiterbildungsassistenten und an Fachärzte, außerdem an andere Berufsgruppen wie Psychologen, Sozialpädagogen, Pflegekräfte und andere, die im Feld der mentalen Gesundheit tätig sind.

Unser Dank dient dem UNI-MED Verlag und insbesondere dem Lektor, Herrn Dr. Matthias Wulfmeyer, für die ausgezeichnete Zusammenarbeit und die zeitnahe und sorgfältige Erstellung dieses Bandes.

Berlin und Innsbruck, im März 2020

Prof. Dr. med. Ion-George Anghelescu
Prof. Dr. med. Michael Dettling
Prof. Dr. med. Alex Hofer

***Hinweis:** In diesem Buch stehen die geschlechtsneutralen Begriffe für Personen wie "Patient(en)", "Betroffene(r/n)" und andere (außer bei eindeutiger Geschlechtsdifferenzierung) bei ihrer Verwendung stets gleichbedeutend für alle Patienten, Betroffene und andere (m/w/d)*

Autoren

Prof. Dr. med. Ion-George Anghelescu
Klinik Pacelliallee
Pacelliallee 6
D-14195 Berlin-Dahlem

Prof. Dr. med. Michael Dettling
Klinik für Psychiatrie und Psychotherapie
Campus Benjamin Franklin
Hindenburgdamm 30
D-12200 Berlin

Prof. Dr. med. Alex Hofer
Medizinische Universität Innsbruck
Department für Psychiatrie, Psychotherapie und Psychosomatik
Anichstr. 35
A-6020 Innsbruck

Inhaltsverzeichnis

1. Grundlagen und Einführung in die Thematik

1.1. Einführung

1.1.1. Die Schizophrenie – eine rätselhafte Erkrankung

> *Wie schön aus heiterer Ferne*
> *Glänzt einem das herrliche Bild*
> *Der Landschaft, die ich gerne*
> *Besuch' in Witterung mild.*
> *Die Gottheit freundlich geleitet*
> *Uns erstlich mit Blau,*
> *Hernach mit Wolken bereitet,*
> *Gebildet wölbig und grau,*
> *Mit sengenden Blitzen und Rollen*
> *Des Donners, mit Reiz des Gefilds,*
> *Mit Schönheit, die gequollen*
> *Vom Quell ursprünglichen Bilds.*
> Friedrich Hölderlin (1770-1843), aus
> "Der Abendspaziergang" (1811)

Es gibt in der gesamten Kunstgeschichte eine ganze Reihe von Werken, die sich mit dem Thema "Schizophrenie" auseinandersetzen oder Abbild schizophrener Symptome sind. Friedrich Hölderlin mit seinen Spätgedichten, aber auch Jakob Lenz sind bekannte Beispiele aus der klassischen Literatur, Edvard Munch aus der bildenden Kunst. Und auch die Filmindustrie, speziell das Genre des Unterhaltungsfilms, hat sich neben dem Autismus (*Rain Man*) und der Demenz (*Iris, Honig im Kopf*) schon mehrfach der Schizophrenie angenommen (*Psycho, A Beautiful Mind – Genie und Wahnsinn, Das weiße Rauschen, Black Swan*). Die Schizophrenie mit all ihren unterschiedlichen Symptomen in ihrer einzigartigen Komplexität wird vor allem in der Unterhaltungsindustrie nicht selten auf ihre Positivsymptomatik reduziert (Zerfahrenheit, Wahnsysteme, Sinnestäuschungen, Ich-Störungen) – Symptome also, die relativ leicht darstellbar sind und gehörigen Eindruck hinterlassen. Andere, mindestens in der gleichen Häufigkeit vorliegende klinische Syndrome wie die Negativsymptomatik, aber auch kognitive Syndrome sind in Filmwerken, die sich mit der Schizophrenie befassen, eher unterrepräsentiert. Dies hat zur Folge, dass die Schizophrenie als etwas kaum Fassbares, Rätselhaftes, ja Aggressives und oftmals damit auch als etwas Gefährliches gezeigt wird. Die der Gesellschaft abgewandte Seite der Schizophrenie, die soziale Zurückgezogenheit, die Vereinsamung, der Verlust an adäquater Teilhabe an der Gesellschaft, die emotionale Isolierung scheint nicht zu existieren. Diese dem klinischen Verlauf der Schizophrenie nicht gerecht werdende Betonung der Positivsymptomatik, bei der nicht einmal im Detail dargestellt wird, ob die Betroffenen in Behandlung sind oder nicht, stellen eine Form von Stigmatisierung dar, die wenig hilfreich für die Behandlung und die gesellschaftliche Integration schizophren Erkrankter ist.

Eher typisch für die Schizophrenie sind die verworrenen, wenig nachvollziehbaren Gedankengänge, die Hölderlin in seinem Text "Abendspaziergang" formuliert; ein Text, der seinen Spätgedichten zugerechnet wird – einem Lebensabschnitt, der Quellen zufolge von einem chronischen Krankheitszustand geprägt war.

Für die Lebensrealität schizophren Erkrankter bedeutet diese verschobene Darstellung von Symptomen in der Kunst folgendes: Sich als Betroffener mit einer Erkrankung wie Multipler Sklerose zu "outen" dürfte in den wenigsten Fällen auf Unverständnis und Vorurteile stoßen, "dafür kann ja schließlich keiner etwas". Mit einer Depression ist das zwar schon etwas schwieriger – oft fällt in diesem Umfeld der lapidare Spruch: "Dann musst Du Dich eben zusammenreißen" –, aber bei dieser Erkrankung erscheinen die Kernsymptome auch Nichtbetroffenen noch nachvollziehbar. Doch mit der Diagnose Schizophrenie gegenüber der Umwelt offen und aufgeschlossen umzugehen, ist vielfach problematisch. Jeder hat schon irgendwann einmal den Satz "Das ist doch schizophren" mitgehört oder sogar selbst zu Ohren bekommen, wie unüberlegte, unangebrachte Absichtserklärungen oder bereits stattgefundenen Handlungen missbilligend kommentiert und abgewertet werden. Das Attribut "schizophren" steht hier somit für etwas Schlechtes und Falsches. Man muss sich nur einmal die Verwendung des Wortes "schizophren" im Boulevard- und auch im Qualitätsjournalismus vor Augen führen, um sich die Unkenntnis der Gesellschaft über diese Erkrankung klarzumachen. So erfahren schizophren Erkrankte statt Zuwendung und Hilfsbereitschaft vielmehr Unverständnis,

Ablehnung, Distanz und Isolierung; diese Diagnose bewirkt Angst. Und dafür gibt es handfeste Daten und Fakten: Während es beispielsweise 1990 nur jeder fünfte Deutsche ablehnte, mit einer an Schizophrenie erkrankten Person zusammenzuarbeiten, war das 2011 schon fast jeder Dritte. Und der Anteil derjenigen, die Freunden einen an Schizophrenie leidenden Menschen nicht vorstellen würden, stieg im gleichen Zeitraum von 39 auf 53 Prozent [1]. Diese und ähnliche Entwicklungen dürften ihren jeweiligen Trend bis heute wohl beibehalten haben.

1.1.2. Fragen über Fragen

Folgende Fragen sind elementar für ein Verständnis der Schizophrenie:

- Was genau ist eine Schizophrenie eigentlich?
- Wie häufig kommt sie vor, und wie äußert sie sich klinisch?
- Gibt es Risikofaktoren, ist sie "erblich"?
- Wie erkennt und unterscheidet man sie von anderen psychischen Störungen?
- Können die Patienten für die Öffentlichkeit "gefährlich" werden?
- Können die Betroffenen ein "normales Leben" führen?

Und die Kardinalfrage:
- Wie behandelt man sie am effektivsten?

All diese und weitere Fragen sollen in diesem nun vorliegenden neuen Lehrbuch zur Schizophrenie speziell aus dem Blickwinkel der schizophrenen Negativsymptomatik (☞ Kap. 2.2.2.2.) beantwortet werden. Da die Leser sicher mit unterschiedlichen Vorkenntnissen an diese Thematik herangehen werden, mag der eine oder andere sich speziell bei der Lektüre von Kapitel 1. und 2. fachlich mitunter etwas unterfordert vorkommen. Wir empfehlen aber ausdrücklich und allen, diese beiden Kapitel vollständig zu lesen. Der zweifelsohne notwendige Überblick über die Gesamtzusammenhänge rund um das ärztliche Handeln bei der Schizophrenie aus Sicht der Autoren erschließt sich so besser. Außerdem haben wir, beispielsweise mit den Kapiteln 1.1.3. (Aktuelle Kritik am Begriff und der Diagnose der Schizophrenie) oder 1.10. (Gewalt- und Gefahrenpotential bei Schizophrenie), auch Aspekte mit in diese einleitenden Ausführungen aufgenommen, die so oder überhaupt nur recht selten diskutiert und bewertet werden. Jedem Leser steht selbstverständlich eine eigene kritische Betrachtung und Meinungsbildung zu diesen und allen anderen hier abgehandelten Themenkomplexen frei.

Anzumerken ist, dass die gesamte Schizophrenie-Thematik durchaus auch aus sozialmedizinischer Sicht relevant ist. Eine Meta-Analyse in der Gruppe der 18- bis 65-jährigen Bevölkerung Europas weist immerhin auf eine Jahresprävalenz der Schizophrenie von knapp einem Prozent hin [2]. Somit begegnen wir im täglichen Leben immerhin ca. einem Betroffenen auf 100 Personen, im Regelfall ohne dies zu bemerken (weitere epidemiologische Daten ☞ Kap. 1.3.).

1.1.3. Aktuelle Kritik am Begriff und der Diagnose der Schizophrenie

Recherchiert man online zu "Schizophrenie" und gibt dabei zusätzlich den Begriff "Kritik" in die Suchmaschine ein, so stößt man bei den Ergebnissen recht schnell auf Links und Beiträge unter Überschriften wie "Es gibt keine Schizophrenie", "Das Ende der Schizophrenie" oder "Die Krankheit 'Schizophrenie' ist eine Erfindung".

1.1.3.1. Was hat das zu bedeuten?

In den letzten Jahren mehren sich Stimmen diverser Grundlagenforscher, Neurowissenschaftler und Psychiater wie zum Beispiel die von Jim van Os (Utrecht), der kritisiert, dass die einschlägigen diagnostisch orientierten Handbücher oder Manuals sich auf reine Symptombeschreibungen beschränken. Diese Symptome seien zwar zweifelsohne vorhanden, würden aber in der Folge zu Krankheitsbildern erklärt, anstatt als Syndrome diagnostiziert und kategorisiert zu werden. Vielmehr müssten sie, wie übrigens auch die Depression und der Autismus, als phänotypische Korrelate diverser körperlicher Ursachen und Folgezustände von Störungen wie Infektionen, Entzündungen und Autoimmunreaktionen angesehen werden. Während diese Kritik durchaus Zustimmung in der wissenschaftlichen Community gefunden hat, geht Tebartz van Elst (Freiburg) noch einen Schritt weiter und plädiert dabei sogar für die Einführung von ganz neuen Termini wie "diskrete Hirnentzündung mit schizophrenem Phänotyp" oder "paraepileptische Psychose mit schizophrenieformem Phänotyp" [3]. Dann habe man die Störungen "wirklich kausal benannt und nicht diesen obskuren Begriff 'Schizophrenie' benutzt, der da wie so eine Pseudokrankheit daherkommt", so der Freiburger Psychiater am 28.10.2018 in der Radiosendung "Wissenschaft im Brennpunkt" im Deutschlandfunk [3]. Diese Herangehensweise ist, basierend auf wissenschaftlichen Erkenntnissen und Quellen, kritisch zu sehen; zudem kommt die Schizophrenie mitnichten wie eine Pseudokrankheit daher, wie im einleitenden Text verdeutlicht wurde.

1.1.3.2. Was ist davon zu halten?

Die Ursachen der Schizophrenie sind multifaktoriell und bis heute noch nicht vollständig verstanden (☞ Kap. 1.4.). Dass die aktuellen diagnostischen Kriterien (☞ Tab. 1.1+1.2 sowie Kap. 2.) Schwächen aufweisen, was gerade deswegen problematisch ist, weil eine Schizophrenie eben nicht anhand bestimmter Laborwerte und bildgebender Verfahren festgemacht werden kann, ist bekannt und wird auch laufend rege diskutiert. Doch selbst eine intensive Suche nach allen möglichen bisher gefundenen Ursachen im molekularpathologischen Bereich und mit den entsprechenden Methoden würde heute nur bei einem geringen Prozentsatz von Betroffenen eine möglicherweise kausale Therapie bedingen. Hierfür müssten dann spezielle und oftmals extrem teure Medikamente, teils mit Antikörpercharakter, zur Verfügung stehen. Zudem wäre die Therapie ebenfalls langwierig sowie mit zahlreichen Nebenwirkungen behaftet. Auch kann zum jetzigen Zeitpunkt nur darüber spekuliert werden, ob die psychopathologischen Symptome dabei komplett zum Stillstand kämen oder zumindest deutlich gelindert würden. Eine dauerhafte Cortisonmedikation beispielsweise im Sinne einer Immunsuppression würde jedenfalls auch keine kausale Therapie darstellen und wäre für die meisten unserer Schizophrenie-Patienten wohl auch kaum eine Lösung. Und eine (vermeintlich) kausale Benennung ohne kausale therapeutische Konsequenzen hätte für sie ohnehin keinen konkreten Nutzen.

Die symptomorientierte Therapie nach speziellen Klassifikationsmerkmalen, die sich aus der vorherrschenden Psychopathologie ableiten, ist so, wie wir sie heute bei der Schizophrenie praktizieren, sicher noch nicht die optimale Form der Behandlung, aber nach aktuellem Wissenstand sowie aus praktischen, ethischen, sozioökonomischen und sozialmedizinischen Gründen die bestmögliche. Erst wenn wir eines Tages tatsächlich in der Lage sein sollten, alle klinischen Symptome und Verläufe der Schizophrenie auf konkrete molekulargenetische und sonstige Veränderungen und

Schizophrenie – Leitsymptome nach ICD-10	
1.	Gedankenlautwerden, Gedankeneingebung, Gedankenentzug, Gedankenausbreitung
2.	Kontroll- oder Beeinflussungswahn, Gefühl des Gemachten bezüglich Körperbewegungen, Gedanken, Tätigkeiten oder Empfindungen, Wahnwahrnehmungen
3.	Kommentierende oder dialogische Stimmen
4.	Anhaltender, kulturell unangemessener oder völlig unrealistischer Wahn (bizarrer Wahn)
5.	Anhaltende Halluzinationen jeder Sinnesmodalität
6.	Gedankenabreißen oder Gedankeneinschiebungen in den Gedankenfluss
7.	Katatone Symptome wie Erregung, Haltungsstereotypien, Negativismus oder Stupor
8.	Negative Symptome wie auffällige Apathie, Sprachverarmung, verflachter oder inadäquater Affekt

- Erforderlich für die Diagnose Schizophrenie sind
  - mindestens ein eindeutiges Symptom (zwei oder mehr, wenn weniger eindeutig) der Gruppen 1 bis 4 *oder*
  - mindestens zwei Symptome der Gruppen 5 bis 8
- Diese Symptome müssen fast ständig während eines Monats oder länger deutlich vorhanden gewesen sein.
- Bei eindeutiger Gehirnerkrankung, während einer Intoxikation oder während eines Entzuges soll keine Schizophrenie diagnostiziert werden.

Tab. 1.1: Leitsymptome der Schizophreniediagnostik nach ICD-10. Modif. nach [1].

Unterpunkte F20.0 bis F20.9 zur Schizophrenie nach ICD-10		
F20.-	Schizophrenie	• Grundlegende und charakteristische Störungen von Denken und Wahrnehmung sowie inadäquate oder verflachte Affekte • Bewusstseinsklarheit und intellektuelle Fähigkeiten in der Regel nicht beeinträchtigt (gewisse kognitive Defizite können sich jedoch entwickeln) • Wichtigste psychopathologische Phänomene: - Gedankenlautwerden, Gedankeneingebung oder Gedankenentzug, Gedankenausbreitung - Wahnwahrnehmung, Kontrollwahn, Beeinflussungswahn oder das Gefühl des Gemachten - Stimmen, die in der dritten Person den Patienten kommentieren oder über ihn sprechen - Denkstörungen (*formal*: Denkverlangsamung, Gedankenarmut, Gedankenabrisse, *inhaltlich*: Zwangsgedanken, Wahnvorstellungen) und Negativsymptome • Verlauf: - kontinuierlich episodisch mit zunehmenden oder stabilen Defiziten oder - eine oder mehrere Episoden mit vollständiger oder unvollständiger Remission **Keine Schizophrenie-Diagnose wird gestellt** • bei ausgeprägten depressiven oder manischen Symptomen (Ausnahme: schizophrene Symptome vor der affektiven Störung) • bei eindeutiger Gehirnerkrankung • während einer Intoxikation oder während eines Entzugssyndroms
F20.0	Paranoide Schizophrenie	• Beständige, häufig paranoide Wahnvorstellungen, meist begleitet von akustischen Halluzinationen und Wahrnehmungsstörungen • Störungen der Stimmung, des Antriebs und der Sprache sowie katatone Symptome (☞ F20.2) fehlen oder sind wenig auffallend
F20.1	Hebephrene Schizophrenie	• Vordergründig affektive Veränderungen (= klinisch bedeutsame Veränderung der Stimmungslage) • Wahnvorstellungen und Halluzinationen flüchtig und bruchstückhaft • Verantwortungsloses und unvorhersehbares Verhalten, Manierismen (= bizarre, verzerrte, unsinnig erscheinende Bewegungsabläufe, häufig mit Stereotypien einhergehend) • Flache und unangemessene Stimmung, desorganisiertes Denken, zerfahrene Sprache • Tendenz zur sozialen Isolation Eine Hebephrenie soll in aller Regel nur bei Jugendlichen oder jungen Erwachsenen diagnostiziert werden.
F20.2	Katatone Schizophrenie	• Primär psychomotorische Störungen • Alternieren zwischen Extremen wie Erregung und Stupor sowie Befehlsautomatismus (mechanische Ausführung) und Negativismus (entgegengesetzte Ausführung des Verlangten) • Zwangshaltungen und -stellungen • Episodenhafte schwere Erregungszustände, möglicherweise assoziiert mit lebhaften szenischen Halluzinationen
F20.3	Undifferenzierte Schizophrenie	Die allgemeinen diagnostischen Kriterien der Schizophrenie werden erfüllt • ohne einer der Unterformen von F20.0-F20.2 zu entsprechen oder • Merkmale von mehr als einer Unterform, ohne dass bestimmte diagnostische Charakteristika eindeutig überwiegen.

Unterpunkte F20.0 bis F20.9 zur Schizophrenie nach ICD-10		
F20.4	Post-schizophrene Depression	• Länger anhaltende depressive Episode, die im Anschluss an eine schizophrene Krankheit auftritt • Einige positive oder negative schizophrene Symptome müssen noch vorhanden sein, beherrschen aber das klinische Bild nicht mehr • Depressive Zustände sind mit einem erhöhten Suizidrisiko verbunden
F20.5	Schizophrenes Residuum	• Chronisches Stadium in der Entwicklung einer schizophrenen Krankheit mit eindeutiger Verschlechterung von einem frühen zu einem späteren Stadium • Lang andauernde, jedoch nicht unbedingt irreversible Negativsymptome (Affektverflachung und Antriebsminderung)
F20.6	Schizophrenia simplex	• Störung mit schleichender Progredienz von merkwürdigem Verhalten • Verschlechterung der allgemeinen Leistungsfähigkeit • Charakteristische Negativsymptomatik des schizophrenen Residuums entwickelt sich ohne vorhergehende produktive psychotische Symptome
F20.8	Sonstige Schizophrenie	
F20.9	Schizophrenie, nicht näher bezeichnet	

Tab. 1.2: Unterpunkte F20.0 bis F20.9 zur Schizophrenie nach ICD-10. Modif. nach [2].

Ursachen zurückzuführen und diese erfolgreich behandeln können, wird der Begriff der "Schizophrenie" obsolet werden. Aber bis dahin liegt noch ein gewaltiges Pensum an Forschung und Entwicklung vor uns, welches es zu bewältigen gilt.

Literatur

1. Angermeyer MC, Matschinger H, Schomerus G. Attitudes towards psychiatric treatment and people with mental illness: changes over two decades. Br J Psychiatry 2013;203:146-51.

2. Wittchen HU, Jacobi F. Size and burden of mental disorders in Europe – a critical review and appraisal of 27 studies. Eur Neuropsychopharmacol 2005;15:357-76.

3. https://www.deutschlandfunk.de/krise-der-psychiatrie-diagnosendaemmerung.740.de.html?dram:article_id=431710. Sendung vom 28.10.2018, Abruf am 15.08.2019.

1.2. Historische Aspekte und Definition

1.2.1. Historische Aspekte

Der Begriff "Schizophrenie" stellt eine Wortzusammensetzung aus dem Griechischen mit den entsprechenden Übersetzungen der beiden Komponenten

- (ge)spalten
- Seele/Zwerchfell

dar, da man in der Antike das Zwerchfell für den Sitz der Seele hielt. In der Frühzeit der modernen Psychiatrie, im konkreten Falle etwa bis in die Mitte des 20. Jahrhunderts, wurde die Schizophrenie auch mit dem Terminus "Spaltungsirresein" bezeichnet. Die Einführung der Bezeichnung "Schizophrenie" geht auf den Schweizer Psychiater Eugen Bleuler (1857-1939) zurück [1]. Bleuler und auch sein deutscher Kollege Emil Kraepelin (1856-1926) hatten zuvor den Begriff der sogenannten "Dementia praecox" (vorzeitige Demenz) verwendet, der wiederum auf den französischen Psychiater Bénédict Augustin Morel (1809-1873) zurückgeht [2] und damit die kognitiven Defizite unbehandelter Patienten beschrieb. Ebenfalls Mitte des 20. Jahrhunderts gab es erste pharmakotherapeutische Entwicklungen im Sinne der heute verwendeten Antipsychotika.

Antipsychotika sind Medikamente aus der Gruppe der Psychopharmaka, die dämpfende, sedierende und antipsychotische (den auftretenden Realitätsverlust mindernde) Wirkung besitzen und somit zur Behandlung der Schizophrenie eingesetzt werden.

- Es gibt klassische und sogenannte atypische Antipsychotika.
- Eine andere Einteilung nennt
  - FGA (*first generation antispychotics*, Antipsychotika der ersten Generation) und
  - SGA (*second generation antipsychotics*, Antipsychotika der zweiten Generation)
  - Als TGA (*third generation antipsychotics*, Antipsychotika der dritten Generation) werden die partiellen Dopamin-Agonisten Aripiprazol, Brexpiprazol und Cariprazin bezeichnet.

Zunächst angedacht als Sedativa mit H_1-antihistaminerger Wirkung, wurde recht bald festgestellt, dass einige der Substanzen eine deutliche antipsychotische Wirksamkeit aufwiesen und die Symptome einer schizophrenen Störung behandelbar machten. Als erste Substanz wurde dazu 1953 Chlorpromazin eingeführt. Die Phenothiazin-Derivate, zu denen Chlorpromazin gehört, wurden in der Folge immer weiterentwickelt. 1958 wurde auf der Suche nach potenten Opioidanalgetika dann Haloperidol aus der chemischen Gruppe der Butyrophenone entdeckt, welches das bis heute weltweit am häufigsten verschriebene Antipsychotikum darstellt, aber gerade auf primäre Negativsymptome, wie noch dargestellt werden wird, keine klinisch überzeugende Wirkung hat.

Literatur

1. Bleuler E. Die Prognose der Dementia praecox (Schizophreniegruppe). Allgemeine Zeitschrift für Psychiatrie 1908, 436-464.

2. Bleuler E. Dementia praecox oder Gruppe der Schizophrenien. Handbuch der Psychiatrie. Spezieller Teil. Franz Deuticke, Leipzig/Wien 1911.

1.2.2. Definition und Terminologie

Eine klassische Definition des Begriffes der "Schizophrenie" ist problematisch, da sich dahinter eine heterogene Gruppe von Erkrankungen verbirgt, die durch eine Reihe gemeinsamer Symptome definiert sind.

Prinzipiell sind Erkrankungen des schizophrenen Formenkreises durch zwei Symptomenkomplexe gekennzeichnet: charakteristische Störungen des formalen und inhaltlichen Denkens und Veränderungen der Wahrnehmung sowie inadäquate oder verflachte Gefühlsregungen (sogenannte Affekte).

Bezogen auf die Schizophrenie haben die Definition, die gezielte *Suche nach* und das *Erkennen von* ***Leitsymptomen*** im Umfeld der ärztlichen Diagnostik entscheidende Bedeutung.

Die *Deutsche Gesellschaft für Psychiatrie und Psychotherapie, Psychosomatik und Nervenheilkunde e.V.* (DGPPN) empfiehlt in ihrer S3-Leitlinie Schizophrenie, dass die Diagnose Schizophrenie anhand sogenannter "operationalisierter Kriterien" [1] gestellt werden soll, die als solche de facto einer Definition gleichkommen.

Dazu existieren zwei international anerkannte diagnostische Definitionen in Form von Diagnosemanualen. Dies sind

- **DSM-5** (*Diagnostic and Statistical Manual of Mental Disorders*, dominierendes psychiatrisches Klassifikationssystem in den USA) und
- **ICD-10** (*Internationale statistische Klassifikation der Krankheiten und verwandter Gesundheitsprobleme*, weltweit anerkanntes Klassifikationssystem medizinischer Diagnosen)

In der Bundesrepublik Deutschland, in Österreich sowie in der Schweiz ist die Diagnoseverschlüsselung mittels ICD-10 für die an der vertragsärztlichen und vertragspsychotherapeutischen Versorgung teilnehmenden Ärzte und Psychotherapeuten verbindlich. Danach gibt es die in Tabelle 1.1 aufgeführten acht Leitsymptome der Schizophrenie [1].

Orientiert man sich weiter am ICD-10, so erscheinen die "Schizophrenie, schizotype und wahnhafte Störungen" in der aktuellen ICD-10-GM Version 2013 im "Kapitel V Psychische und Verhaltensstörungen". In Tabelle 1.2 sind die entsprechenden Unterpunkte F20.0 bis F20.9 zur Schizophrenie (F20.-) aufgeführt [2], die in den Kapiteln 2.3.1. bis 2.3.7. näher erläutert werden.

Literatur

1. Deutsche Gesellschaft für Psychiatrie und Psychotherapie, Psychosomatik und Nervenheilkunde e.V.

(DGPPN). S3-Leitlinie Schizophrenie. AWMF-Register Nr. 038-009. Kurzfassung. Stand: 15.03.2019.

2. https://www.dimdi.de/static/de/klassifikationen/icd/icd-10-gm/kode-suche/htmlgm2013/block-f20-f29.htm. Abruf am 06.08.2019.

1.3. Epidemiologie

Weltweit erkranken jährlich zwischen 11 und 20 pro 100.000 Menschen neu an einer Schizophrenie. Somit liegt deren Jahresinzidenz bei etwa 0,01 bis 0,02 %, unabhängig vom sozioökonomischen Status [1]. Für die Bundesrepublik Deutschland werden pro Jahr etwa 19 Neuerkrankungen pro 100.000 Einwohner diagnostiziert [2].

Legt man hierzu eine Einwohnerzahl von 83 Millionen zugrunde (Stand Ende 2018), so ist demzufolge jährlich mit etwa knapp 16.000 neu diagnostizierten Schizophrenie-Erkrankungen zu rechnen. Die Lebenszeitprävalenz (das Risiko, mindestens einmal im Leben an Schizophrenie zu erkranken) liegt in der Altersgruppe der 15- bis 60-Jährigen weltweit zwischen 0,7 und 1,4 % (je nach Diagnosekriterien, durchschnittliche Angabe 1 %) [2,3].

Wie schon in Kapitel 1.1. erwähnt, begegnen wir somit im täglichen Leben immerhin ca. einem Betroffenen auf 100 Personen.

Zur Geschlechtsverteilung m/w unterscheiden sich die Angaben zur Schizophrenie im Verlauf der letzten Jahrzehnte etwas. Während in früheren Veröffentlichungen dazu höchstens ein marginaler Unterschied festgestellt werden konnte, weisen einige jüngere Arbeiten deutlicher darauf hin, dass Männer häufiger betroffen sind. McGrath et al. gaben 2008 ein m/w-Geschlechtsverhältnis von 1,4 zu 1 an [4]. Zudem manifestiert sich der Ausbruch der Erkrankung bei Männern auch eher. Nach Häfner et al. geschieht dies bei ihnen im Vergleich zu Frauen etwa 3-4 Jahre früher [5]. Schizophren erkrankte Männer erleben zu etwa 90 Prozent den Ausbruch ihrer Erkrankung vor dem 30. Lebensjahr, Frauen nur zu zwei Dritteln [6].

Mehr als die Hälfte aller Schizophrenien beginnt somit zwischen der Pubertät und dem 30. Lebensjahr.

Prinzipiell können isolierte Wahnsymptome oder Sinnestäuschungen wie Halluzinationen auch in der Allgemeinbevölkerung auftreten, ohne dass damit die diagnostischen Kriterien einer Schizophrenie (☞ Tab. 1.1+1.2) erfüllt wären. Diesen Fällen können andere psychische Störungen oder auch die Folgen des Missbrauchs psychoaktiver Substanzen zugrunde liegen. Die Symptome können jedoch auch vorhanden sein, ohne überhaupt irgendeine klinische Relevanz zu besitzen. In einer Untersuchung aus dem Jahr 1998 wurden bei 2,6 % der 18- bis 65-Jährigen Positivsymptome gefunden, ohne die ICD-Kriterien für die Diagnose einer Schizophrenie zu erfüllen [7]. Wittchen et al. fanden 2004 in der Münchner Bevölkerung im Alter zwischen 14 und 28 Jahren sogar bei 15 %

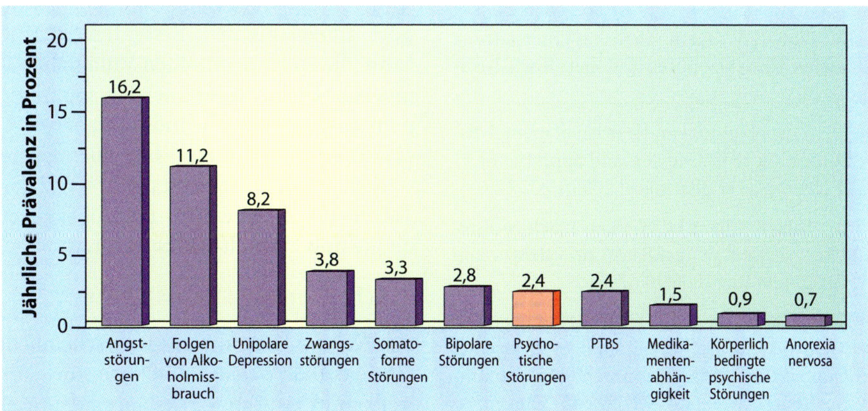

Abb. 1.1: Jährliche Prävalenz psychischer Störungen in Deutschland. Die Prävalenz steht für die Rate der zu einem bestimmten Zeitpunkt oder in einem bestimmten Zeitabschnitt von einer bestimmten Krankheit Betroffenen. **PTBS**: Posttraumatische Belastungsstörung. Modif. nach [10].

Wahnsymptome und bei 4 % Sinnestäuschungen ohne klinische Bedeutung [8]. Einzelsymptome einer schizophrenen Störung können somit bis weit in die "psychisch gesunde" Bevölkerung vorkommen [2]. In der überwiegenden Mehrzahl der Fälle verschwinden diese Symptome wieder. Hanssen et al. stellten ein Jahr nach der Ersterhebung (7.076 Teilnehmer) bei 16 % der Befragten mit psychotischen Symptomen nochmals ähnliche Symptome fest, bei etwa der Hälfte dieser Personen dann jedoch schon in klinisch relevantem Ausmaß [9]. Damit kann die Häufung schizophrener Symptome durchaus als ein Indiz für ein erhöhtes Risiko der Entwicklung einer schizophrenen Störung angesehen werden.

In welcher Relation die epidemiologische Situation von Erkrankungen des schizophrenen Formenkreises zu anderen psychischen Störungen in der Bevölkerung steht, zeigt Abb. 1.1, in der die entsprechenden jährlichen Prävalenzraten für die Bundesrepublik Deutschland angegeben sind [10]. "Psychotische" Störungen, denen die Schizophrenie zuzuordnen ist, liegen danach mit 2,4 Prozent im unteren Bereich. Besonders auffällig ist die mit 16,2 Prozent recht hohe jährliche Prävalenz von Angststörungen. Noch höher dürfte diese Zahl bei Schlafstörungen ausfallen, die aber bei dieser Aufzählung nicht berücksichtigt wurden.

Literatur

1. Saha S, Welham J, Chant D, McGrath J. Incidence of schizophrenia does not vary with economic status of the country: evidence from a systematic review. Soc Psychiatry Psychiatr Epidemiol 2006;41:338-40.

2. Gaebel W, Wölwer W. Gesundheitsberichterstattung des Bundes. Heft 50: Schizophrenie. Robert Koch-Institut, Berlin 2010.

3. Wittchen HU, Jacobi F. Size and burden of mental disorders in Europe – a critical review and appraisal of 27 studies. Eur Neuropsychopharmacol 2005;15:357-76.

4. McGrath J, Saha S, Chant D, Welham J. Schizophrenia: a concise overview of incidence, prevalence, and mortality. Epidemiol Rev 2008;30:67-76.

5. Häfner H, Riecher A, Maurer K, Fätkenheuer B, Löffler W, an der Heiden W, Munk-Jørgensen P, Strömgren E. Geschlechtsunterschiede bei schizophrenen Erkrankungen. Fortschr Neurol Psychiatr 1991;59:343-360.

6. Häfner H, Riecher-Rössler A, Maurer K, Fätkenheuer B, Löffler W. First onset and early symptomatology of schizophrenia. A chapter of epidemiological and neurobiological research into age and sex differences. Eur Arch Psychiatry Clin Neurosci 1992;242:109-18.

7. Wittchen HU, Jacobi F. Die Versorgungssituation psychischer Störungen in Deutschland. Bundesgesundheitsblatt – Gesundheitsforschung – Gesundheitsschutz 2001;44: 6-15.

8. Wittchen HU, Höfler M, Lieb R, Spauwen J, van Os J. Depressive und psychotische Symptome in der Bevölkerung – Eine prospektiv-longitudinale Studie (EDSP) an 2.500 Jugendlichen und jungen Erwachsenen (Abstract). Nervenarzt 2004;75 (Suppl 2):87-88.

9. Hanssen M, Bak M, Bijl R, Vollebergh W, van Os J. The incidence and outcome of subclinical psychotic experiences in the general population. Br J Clin Psychol 2005;44:181-91.

10. Jacobi F, Höfler M, Strehle J, Mack S, Gerschler A, Busch MA, Maske U, Hapke U, Gaebel W, Maier W, Wagner M, Zielasek J, Wittchen HU. Psychische Störungen in der Allgemeinbevölkerung. Studie zur Gesundheit Erwachsener in Deutschland und ihr Zusatzmodul Psychische Gesundheit (DEGS1-MH). Nervenarzt 2014;85: 77-87.

1.4. Ätiopathogenese

Die Ursachen der Schizophrenie sind bis heute noch nicht vollständig verstanden. Generell wird hierbei ein multifaktorieller organischer, jedoch nicht klar zu charakterisierender Ursachenkomplex angenommen. In diesem Kontext haben sich einige Hypothesen zur Kausalität und zu möglichen Einflussfaktoren etabliert. So postulierten Rapoport et al. 2012, dass es durch den Einfluss genetischer und/oder exogener Faktoren zu neurostrukturellen und -funktionellen Veränderungen sowie zu speziellen neurophysiologischen und/oder biochemischen Besonderheiten kommen kann, die zu einer erhöhten Vulnerabilität führen und zur Manifestation einer Schizophrenie prädisponieren können [1]. Biosoziale sowie Umwelteinflüsse können diese Komponenten noch verstärken. Modellhaft ist dies in Abb. 1.2 dargestellt. Tabelle 1.3 gibt einen Überblick über genetisch bedingte und Umwelt-Risikofaktoren.

1.4.1. Genetische Aspekte

Studien zur Erkrankungswahrscheinlichkeit für eineiige und zweieiige Zwillinge sowie für andere Verwandte (☞ Tab. 1.3) haben eindeutige Hinweise auf eine genetische Komponente der Schizophrenie mit absteigenden Konkordanzraten bei absteigendem Verwandtschaftsverhältnis gezeigt.

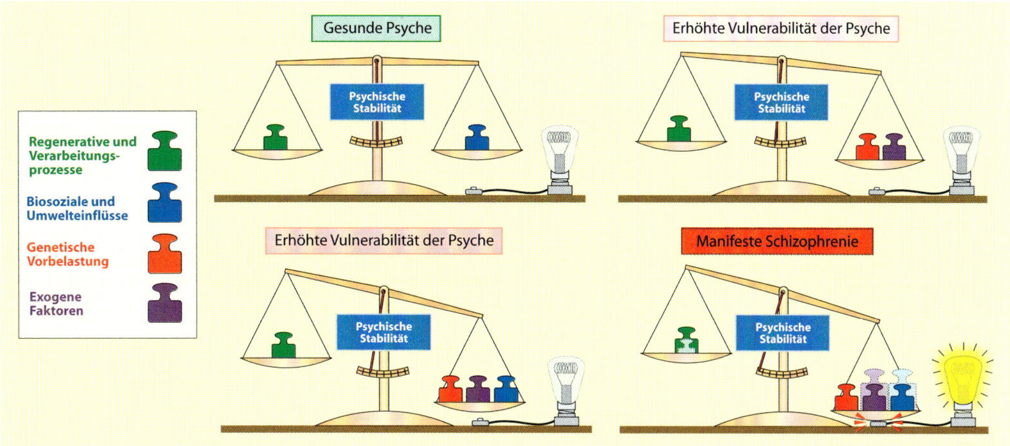

Abb. 1.2: Graphisches Modell der Komponenten und der möglichen Entstehung einer Schizophrenie. **Oben links**: Bei Individuen ohne genetische Vorbelastung und ohne die Einwirkung spezieller exogener Faktoren führen auch ständige biosoziale sowie Umwelteinflüsse im Gehirn durch dessen aktive regenerative und Verarbeitungsprozesse nicht zu Störungen der psychischen Stabilität. **Oben rechts**: Genetische Vorbelastung und/oder exogene Faktoren können das Gehirn von Geburt an beeinflussen, was dazu führt, dass die Psyche bereits ohne die Einwirkung biosozialer und Umwelteinflüsse eine erhöhte Vulnerabilität aufweist. **Unten links**: Wenn zusätzlich noch biosoziale sowie Umwelteinflüsse einwirken, was ja permanent der Fall ist, verstärkt sich die Imbalance weiter: Die Prädisposition zu einer Schizophrenie wird weiter ausgeprägt. **Unten rechts**: Die Kombination aus genetischer Vorbelastung, einer eventuell auch verstärkten Einwirkung von exogenen Faktoren und biosozialen sowie Umwelteinflüssen (jeweils dargestellt durch ein größeres violettes und blaues Gewicht) und möglicherweise auch eingeschränkt ablaufende regenerative und Verarbeitungsprozesse (dargestellt durch ein kleineres grünes Gewicht) bringt die Waage zum Abkippen: Die Schizophrenie wird ausgelöst.

Es fällt jedoch bei eineiigen Zwillingen, die ja über einen zu 100 Prozent identischen Genotyp verfügen, auf, dass deren Erkrankungswahrscheinlichkeit für den jeweils anderen Zwillingspartner nicht bei 100 Prozent liegt, was das multifaktorielle Geschehen im Zusammenhang mit einer Schizophrenie unterstreicht.

Auf die mittlerweile weltweit etablierten oder sich in Entwicklung befindlichen genomweiten Assoziationsstudien (GWAS) und modernen molekulargenetischen Verfahren wie z.B. SNP-Untersuchungen (*single nucleotid polymorphisms*) näher einzugehen würde den Rahmen dieser Publikation sprengen. Diese und weitere Untersuchungen ha-

Umwelt-Risikofaktoren	Genetisch bedingte Risikofaktoren (Erkrankungswahrscheinlichkeit in %)
• Komplikationen in der Schwangerschaft und peri-/postpartal • Infektionen • Ort und Jahreszeit der Geburt • Früher Verlust der Eltern (<7. Lebensjahr) • Passiver körperlicher und psychischer Missbrauch • Cannabiskonsum während der Adoleszenz	• Eineiiger Zwillingspartner (44,3) • Kinder von zwei schizophren erkrankten Eltern (36,6) • Zweieiiger Zwillingspartner (12,1) • Kinder eines erkrankten Elterteils (9,4) • Geschwister (7,3) • Halbgeschwister (2,9) • Enkelkinder (2,8) • Nichten und Neffen (2,7) • Cousine/Cousin 1. Grades (1,6)

Tab. 1.3: Umwelt- und genetische Risikofaktoren für die Entwicklung einer Schizophrenie. Modif. nach Daten aus [2] und [3].

ben die polygenetische Ätiologie der Schizophrenie in der Vergangenheit vielfach bestätigt. Es wird heute davon ausgegangen, dass hunderte oder gar tausende Gene, die miteinander sowie mit Umweltfaktoren interagieren, für die Pathophysiologie der Schizophrenie und die Ausbildung des jeweiligen Phänotyps entscheidend sind [4]. Es gibt zudem Hinweise darauf, wonach die Schizophrenie möglicherweise eine Entwicklungsstörung darstellt, bei der essentiell notwendige Reparaturprozesse im Gehirn nicht mehr im erforderlichen Umfang stattfinden, was das Fortschreiten der Erkrankung erklären soll [4, 5]. Auch die sogenannte *two-hit*-Hypothese (*first hit*: genetisch bedingte Beeinträchtigung der normalen Hirnentwicklung, *second hit*: Einwirkung zusätzlicher negativer Umwelteinflüsse) spiegelt diesen Zusammenhang wider [6].

1.4.2. Neuropathologische Aspekte

Da es bei Patienten mit schizophrenen Störungen nicht oder nur vernachlässigbar zu einem Neuronenverlust kommt, zählt diese Krankheitsgruppe im Gegensatz zu anderen Erkrankungen des Gehirns (Morbus Parkinson, Demenz vom Alzheimertyp) auch nicht zu den klassischen neurodegenerativen Erkrankungen [4]. Es gibt jedoch eine Reihe von anderen neuropathologischen Veränderungen, die mit der Entwicklung und dem Auftreten von Schizophrenien möglicherweise im Zusammenhang stehen [4]. Dazu zählen beispielsweise

- die Verminderung von Oligodendrozyten durch Parenchymverluste im Hippokampus [7] und im Gyrus frontalis superior [8]
- der Verlust oder die verminderte Funktion myelinbildender Oligodendrozyten im Corpus callosum [9]
- Konnektivitätsstörungen zwischen verschiedenen kortikalen Bereichen infolge einer verminderten Synapsenfunktion [10]
- globale Verminderung der grauen und weißen Substanz und Volumenreduktionen im Bereich temporaler Strukturen und des limbischen Systems [11]
- progressive Ventrikelerweiterung und Reduktion des Gesamthirnvolumens [12]

Die hier genannten und weitere strukturelle Veränderungen im Gehirn von Patienten mit Schizophrenie werden von einigen Arbeitsgruppen als Folge eines krankhaft beschleunigten neuronalen Alterungsprozesses interpretiert [13, 14]. Auch die mögliche Rolle von entzündlichen Vorgängen bei der Pathogenese der Schizophrenie mit Einbeziehung der Mikroglia und des Komplementsystems ist Gegenstand laufender Forschungen [15].

1.4.3. Biochemische Veränderungen und Neurotransmitter-Hypothesen

Ein allgemeiner Grundsatz bezüglich der biochemischen Veränderungen und Neurotransmitter-Hypothesen bei der Schizophrenie ist der, dass eine solch komplexe Erkrankung kaum monokausaler Art sein kann und dass mehrere Neurotransmitter an deren Pathobiochemie und -physiologie beteiligt sind. Die Theorie eines pathologisch veränderten Wechselspiels innerhalb der verschiedenen Neurotransmitter sowie der dadurch gestörten Regulation des Erregungs- und Hemmungsgleichgewichts macht die unterschiedlichen Symptomdomänen nachvollziehbar [4].

Dopamin-Hypothese

Schon seit längerer Zeit wird bezüglich der biochemischen Hypothesen zur Schizophrenie primär ein Zusammenhang mit der Aktivität des Neurotransmitters Dopamin im limbischen System und anderen Hirnarealen angenommen. Dies lag insofern nahe, da antidopaminerge Medikamente wie die klassischen Antipsychotika als D_2-Antagonisten wirken und so die Symptomatik vieler Schizophrenie-Formen zu lindern vermögen. Aktuell wird nach der sogenannten "Theorie der regionalen Spezifität" nach Davis [16] von einem mesolimbisch-mesokortikalen Ungleichgewicht ausgegangen, bei dem es zu einer frontalen dopaminergen *Hypoaktivität* und einer mesolimbischen dopaminergen *Hyperaktivität* kommt [4]. Beiden Prozessen werden unterschiedliche Konsequenzen zugeschrieben: Nach Howes und Kapur wird die Entstehung der sogenannten Negativsymptomatik (☞ Kap. 2.) auf die frontale dopaminerge Hypoaktivität, die schizophrene Positivsymptomatik hingegen auf die mesolimbische dopaminerge Hyperaktivität zurückgeführt [17].

Glutamat-Hypothese

Ein gutes Argument für diese Hypothese ist die Existenz des Phänomens der sogenannten Glutamat-Psychose. Durch Phencyclidin (PCP, in der

Drogenszene auch *Angel Dust* genannt) und das Narkotikum Ketamin kann über eine Blockade des NMDA-Rezeptors (N-Methyl-D-Aspartat) eine akute psychotische Symptomatik ausgelöst werden. Bei diesen Versuchen konnten nicht nur Positivsymptome, sondern auch Negativsymptome sowie kognitive Symptome beobachtet werden [18].

Mitbeteiligung von GABA (Gamma-Aminobuttersäure)

Im Zusammenhang mit der Störung GABAerger Funktionen, die bei der Schizophrenie postuliert wird, ist die sogenannte Disinhibitions-Hypothese aufgestellt worden [4]. Danach kommt es schon in der Kindheit zu einer pathologischen Zunahme fazilitatorischer Funktionen bei zeitgleicher Reduktion inhibitorischer Funktionen mit der Folge eines Netzwerkeffektes im Sinne einer Hyperexzitabilität. Hinweise auf eine verminderte GABAerge Funktion (*reduzierte* GABA-Freisetzung → *reduzierte* Hemmung glutamaterger Pyramidenneurone) sind beispielsweise die verminderte Dichte der GABAergen Interneurone, Funktionsstörungen des GABA-synthetisierenden Enzyms GAD-67 oder die reduzierte kortikale Erregbarkeit im Sinne einer Disinhibition [19-22].

1.4.4. Psychosoziale Faktoren

Wie bei den meisten psychischen Erkrankungen wird dem sozialen Umfeld des Patienten auch bei der Entstehung einer Schizophrenie eine wichtige Rolle zugeschrieben. Kommen zu einer vorhandenen Vulnerabilität, wie sie in den Abschnitten zuvor und in Abb. 1.2 beschrieben wurde, belastende psychosoziale Faktoren wie länger andauernde Überforderung in der Schule oder im Beruf, emotional belastende zwischenmenschliche Beziehungen oder traumatische Erlebnisse hinzu, so können diese eine schizophrene Störung triggern und auslösen. Nach dem sogenannten *Expressed Emotion* (EE)-Konzept haben Angehörige entscheidenden Einfluss auf den Krankheitsverlauf einer Schizophrenie [23]. Sind diese Angehörigen eher der Gruppe mit *High-Expressed-Emotions* (HEE) zuzuordnen (z.B. übermäßig häufiges Äußern von Kritik, offene Feindseligkeiten, aber auch Überfürsorglichkeit), so hat dies eher einen negativen Einfluss auf die Prognose und speziell auf die Rückfallquote der Schizophrenie [24].

1.4.5. Sonstige Faktoren

Sonstige Faktoren, die in der Literatur bezüglich einer möglichen Mitbeteiligung und/oder als Risikofaktoren für die Entwicklung einer Schizophrenie häufig angegeben werden, sind

- frühkindlich durchlebte Infektionen (z.B. mit *Herpes simplex*-, Influenza- oder Borna-Viren)
- Borreliose
- frühkindliche hypoxische Hirnschädigungen
- Drogenkonsum (speziell THC, LSD, Kokain)
- Zöliakie und Laktoseintoleranz
- Östrogenmangel

Literatur

1. Rapoport JL, Giedd JN, Gogtay N. Neurodevelopmental model of schizophrenia: update 2012. Mol Psychiatry 2012;17:1228-38.

2. Schmitt A, Malchow B, Hasan A, Falkai P. The impact of environmental factors in severe psychiatric disorders. Front Neurosci 2014;8:19.

3. Häfner H. Was ist Schizophrenie? Fischer, Stuttgart, 1995, 1-56.

4. Falkai P, Schennach R, Lincoln T, Schaub A, Hasan A: Schizophrene Psychosen. In: Möller HJ, Laux G, Kapfhammer HP (Hrsg.). Psychiatrie, Psychosomatik, Psychotherapie. Springer Reference Medizin. Springer, Berlin, Heidelberg, 2016.

5. Falkai P, Rossner MJ, Schulze TG, Hasan A, Brzózka MM, Malchow B, Honer WG, Schmitt A. Kraepelin revisited: schizophrenia from degeneration to failed regeneration. Mol Psychiatry 2015;20:671-676.

6. Caspi A, Moffitt TE. Gene-environment interactions in psychiatry: joining forces with neuroscience. Nat Rev Neurosci 2006;7:583-590.

7. Schmitt A, Steyskal C, Bernstein HG, Parlapani E, Schaeffer EL, Gattaz WF, Bogerts B, Schmitz C, Falkai P. Stereologic investigation of the posterior part of the hippocampus in schizophrenia. Acta Neuropathol 2009; 117:395-407.

8. Hof PR, Haroutunian V, Friedrich VL Jr, Byne W, Buitron C, Perl DP, Davis KL. Loss and altered spatial distribution of oligodendrocytes in the superior frontal gyrus in schizophrenia. Biol Psychiatry 2003;53: 1075-1085.

9. Saia-Cereda VM, Cassoli JS, Schmitt A, Falkai P, Nascimento JM, Martins-de-Souza D. Proteomics unravel pivotal players in the dysfunction of cell signaling, structure and myelination in schizophrenia brains based in the corpus callosum. Eur Arch Psychiatry Clin Neurosci 2015;265:601-612.

10. Schmitt A, Hasan A, Gruber O, Falkai P. Schizophrenia as a disorder of disconnectivity. Eur Arch Psychiatry Clin Neurosci 2011;261(Suppl 2):S150-S154.

11. Haijma SV, Van Haren N, Cahn W, Koolschijn PC, Hulshoff Pol HE, Kahn RS. Brain volumes in schizophrenia: a meta-analysis in over 18 000 subjects. Schizophr Bull 2013;39:1129-1138.

12. Fusar-Poli P, Smieskova R, Kempton MJ, Ho BC, Andreasen NC, Borgwardt S. Progressive brain changes in schizophrenia related to antipsychotic treatment? A meta-analysis of longitudinal MRI studies. Neurosci Biobehav Rev 2013;37:1680-1691.

13. Koutsouleris N, Davatzikos C, Borgwardt S, Gaser C, Bottlender R, Frodl T, Falkai P, Riecher-Rössler A, Möller HJ, Reiser M, Pantelis C, Meisenzahl E. Accelerated brain aging in schizophrenia and beyond: a neuroanatomical marker of psychiatric disorders. Schizophr Bull 2014;40:1140-1153.

14. Schnack HG, van Haren NE, Nieuwenhuis M, Hulshoff Pol HE, Cahn W, Kahn RS. Accelerated Brain Aging in Schizophrenia: A Longitudinal Pattern Recognition Study. Am J Psychiatry 2016;173:607-16.

15. Mongan D, Ramesar M, Föcking M, Cannon M, Cotter D. Role of inflammation in the pathogenesis of schizophrenia: A review of the evidence, proposed mechanisms and implications for treatment. Early Interv Psychiatry 2019. [Epub ahead of print]

16. Davis KL, Kahn RS, Grant K, Davidson M. Dopamine in schizophrenia: a review and reconceptualization. Am J Psychiatry 1991;148:1474-1486.

17. Howes OD, Kapur S. The dopamine hypothesis of schizophrenia: version III – the final common pathway. Schizophr Bull 2009; 35:549-562.

18. Javitt DC, Zukin SR, Heresco-Levy U, Umbricht D. Has an angel shown the way? Etiological and therapeutic implications of the PCP/NMDA model of schizophrenia. Schizophr Bull 2012;38:958-966.

19. Benes FM, McSparren J, Bird ED, SanGiovanni JP, Vincent SL. Deficits in small interneurons in prefrontal and cingulate cortices of schizophrenic and schizoaffective patients. Arch Gen Psychiatry 1991;48:996-1001.

20. Benes FM. Regulation of cell cycle and DNA repair in post-mitotic GABA neurons in psychotic disorders. Neuropharmacology 2011;60:1232-1242.

21. Hashimoto T, Bazmi HH, Mirnics K, Wu Q, Sampson AR, Lewis DA. Conserved regional patterns of GABA-related transcript expression in the neocortex of subjects with schizophrenia. Am J Psychiatry 2008;165:479-489.

22. Hasan A, Malchow B, Falkai P, Schmitt A. The glutamate hypothesis of schizophrenia. Fortschr Neurol Psychiatr 2014;82:447-456.

23. Butzlaff RL, Hooley JM. Expressed emotion and psychiatric relapse: a meta-analysis. Arch Gen Psychiatry 1998;55:547-52.

24. Cheng AT. Expressed emotion: a cross-culturally valid concept? Br J Psychiatry 2002;181:466-7.

1.5. Komorbidität

Patienten mit Schizophrenie können nicht selten zusätzlich auch von anderen psychischen Erkrankungen wie Suchterkrankungen, Depressionen oder auch Zwangsstörungen betroffen sein [1].

> Besonders problematisch ist die gegenüber der Allgemeinbevölkerung deutlich erhöhte Rate des Konsums und Missbrauchs von Alkohol, Nikotin und illegalen Drogen.

Je nach Untersuchung weisen zwischen 40 bis 60 Prozent der primär schizophren Erkrankten irgendwann in ihrem Leben (Lebenszeitprävalenz) zusätzlich noch eine Abhängigkeit von Alkohol oder illegalen Drogen wie Cannabis auf, verstärkt bei Männern und bei Personen mit niedrigem Ausbildungsniveau. Vier von fünf schizophren Erkrankten sind Raucher. Ein einheitliches Erklärungsmodell für diese Daten und Fakten besteht derzeit noch nicht; diskutiert werden beispielsweise neurobiologische Gemeinsamkeiten von Schizophrenie und Suchterkrankungen oder eine höhere Sensitivität für psychotrope Substanzen [1].

Die essentiell notwendige Therapie beider Komponenten – Schizophrenie und Sucht – erfordert ein integratives Behandlungskonzept und stellt für alle Beteiligten eine große Herausforderung dar. Die Betroffenen zeigen häufig eine deutlich schlechtere Therapieadhärenz. Da durch Nikotin eine Reihe Arzneimittel abbauender Leberenzyme aktiviert wird, benötigen rauchende Patienten zudem häufig höhere Dosierungen von Medikamenten. Hinzu kommen schließlich auch noch die möglichen Folgen des jahrelangen Substanzmissbrauchs wie HIV- und Hepatitis-Infektionen, Herz-Kreislauf- und Lebererkrankungen sowie Übergewicht und Diabetes [1, 2], die beiden letztgenannten teilweise auch als Folge der Nebenwirkungen einer antipsychotischen Pharmakotherapie (☞ Kap. 1.8.1.). Zudem gibt es überzeugende Belege dafür, dass gerade schizophren Erkrankte mit komorbider Suchterkrankung vermehrt zu aggressiven Handlungen neigen.

Literatur

1. Gaebel W, Wölwer W. Gesundheitsberichterstattung des Bundes. Heft 50: Schizophrenie. Robert Koch-Institut, Berlin 2010.

2. Leucht S, Burkard T, Henderson J, Maj M, Sartorius N. Physical illness and schizophrenia: a review of the literature. Acta Psychiatr Scand 2007;116:317-333.

1.6. Mortalität

Die Schizophrenie als solche sowie die in Kapitel 1.5. genannten Faktoren bedingen bei schizophren Erkrankten gegenüber der Allgemeinbevölkerung ein um den Faktor 2,5 erhöhtes Mortalitätsrisiko [1]. Hieraus resultiert eine Reduktion der Lebenserwartung um mindestens 7 Jahre [2]. Besonderen Anteil daran haben eine relativ hohe Rate an unnatürlichen Todesfällen (Unfälle) und speziell die hohe Suizidrate schizophren Kranker, die neueren Erkenntnissen zufolge zwischen 5 und 10 Prozent beträgt und damit dem 6- bis 12-fachen der altersgleichen Gruppe der Allgemeinbevölkerung entspricht [3-4]. Es liegt auf der Hand, dass die effektivste Suizidprävention in einer konsequenten und effektiven Therapie von Schizophrenie *und* Sucht besteht, die zudem möglichst auch die Verringerung einer depressiven Symptomatik einschließt [5].

Literatur

1. Gaebel W, Wölwer W. Gesundheitsberichterstattung des Bundes. Heft 50: Schizophrenie. Robert Koch-Institut, Berlin 2010.

2. Tanskanen A, Tiihonen J, Taipale H. Mortality in schizophrenia: 30-year nationwide follow-up study. Acta Psychiatr Scand 2018;138:492-499.

3. Saha S, Chant D, McGrath J. A systematic review of mortality in schizophrenia: is the differential mortality gap worsening over time? Arch Gen Psychiatry 2007;64: 1123-1131.

4. Tandon R, Nasrallah HA, Keshavan MS. Schizophrenia, "Just the facts" 4: Clinical features and conceptualization. Schizophr Res 2009;110:1-23.

5. Hasan A, Falkai P, Wobrock T, Lieberman J, Glenthøj B, Gattaz WF, Thibaut F, Möller HJ; WFSBP Task Force on Treatment Guidelines for Schizophrenia. World Federation of Societies of Biological Psychiatry (WFSBP) Guidelines for Biological Treatment of Schizophrenia. Part 3: Update 2015 Management of special circumstances: Depression, Suicidality, substance use disorders and pregnancy and lactation. World J Biol Psychiatry 2015; 16:142-70.

1.7. Diagnostik und Differentialdiagnostik

Auf die klinische Symptomatik der Schizophrenie wurde bereits in Kapitel 1.2.2. eingegangen. Diese sowie die konkreten diagnostischen Schritte und alle wichtigen Aspekte der Differentialdiagnostik werden im Kapitel 2. ausführlich abgehandelt.

1.8. Therapie

> Die Therapie schizophrener Störungen besteht im Wesentlichen im Einsatz von Antipsychotika sowie einer Reihe von nichtmedikamentösen Maßnahmen.

1.8.1. Psychopharmakotherapie

Antipsychotika

Für die Psychopharmakotherapie stehen sogenannte Antipsychotika zur Verfügung, deren Anwendung in der Akuttherapie und zur Rezidivprophylaxe unumstritten und vielfach belegt ist [1,2]. Der Begriff "klassische" Antipsychotika stammt aus den 1950er Jahren und umfasst Medikamente wie Chorpromazin und Haloperidol (erste Generation, FGA). Das im deutschen Sprachraum Anfang der 1970er Jahre zugelassene Medikament Clozapin gilt als erstes sogenanntes atypisches Antipsychotikum, da es eine Vielzahl von biochemischen und klinischen Unterschieden im Vergleich zu klassischen Antipsychotika aufwies. Diese umfangreiche und spezifische Definition von "atypisch" wurde zu Beginn der 1990er Jahre mit dem Aufkommen der zweiten Generation von Antipsychotika (Olanzapin, Risperidon, Quetiapin, SGA) vereinfacht; ein atpisches Antipsychotikum ist seitdem ein Medikament, dessen Wirkung neben der antidopaminergen Wirkung auf zusätzlichen Blockadewirkmechanismen basiert (*dirty drugs*) und weniger extrapyramidal-motorische Störungen (EPMS) induziert als klassische Antipsychotika.

Prinzipien der Therapie mit Antipsychotika

Ein *konkreter* Wirkmechanismus der Antipsychotika ist bis heute nicht gänzlich verstanden. Antipsychotika beeinflussen verschiedene Neurotransmitter- und Neuromodulatorsysteme im Sinne einer Rezeptorblockade, woraus deren klinische

Wirksamkeit resultiert [3]. Dies betrifft sowohl die Blockade verschiedener Dopaminrezeptoren als auch der Rezeptoren anderer Neurotransmitter. Maßgebend für den Erfolg einer medikamentösen antipsychotischen Therapie ist dabei eine gute und vertrauensvolle Arzt-Patient-Beziehung "auf Augenhöhe", bei dem der Patient nach entsprechender Aufklärung soweit wie möglich in alle Entscheidungen einschließlich der Wahl bestimmter Medikamente mit einbezogen wird (sog. *shared decision making* [4]). Auch die frühe und fortlaufende Einbeziehung der Angehörigen und sonstiger enger Bezugspersonen ist ein wichtiger Faktor [3], wenn der Patient dies wünscht.

Grundsätzlich sollte die Auswahl des Antipsychotikums unter Berücksichtigung der Zielsymptomatik sowie des jeweiligen Wirk- und Nebenwirkungsprofils erfolgen. Die Präferenz des Patienten sowie das bereits erfolgreiche Ansprechen auf ein bestimmtes Antipsychotikum in der Vorgeschichte tragen zu einer individuellen und potentiell erfolgreichen Auswahl des zu verordnenden Antipsychotikums wesentlich bei [3].

Bevorzugt soll dabei eine psychopharmakotherapeutische **Monotherapie** verordnet und durchgeführt werden [3]. Nach Gaebel et al. [5] und Hasan et al. [6] gibt es nur wenige Indikationen (zusätzliche Sedierung schwer erregter Patienten, Benzodiazepine zur Anxiolyse, zusätzliches Antidepressivum bei ausgesprochen depressiven Patienten), bei denen davon abgewichen werden kann.

Allerdings gibt es zunehmende Hinweise aus aktuellen Meta-Analysen, dass unter bestimmten Bedingungen Kombinationen von Antipsychotika einer Monotherapie überlegen sein können [7].

> Vom Beginn der Therapie bis zum Einsetzen eines ausreichend antipsychotischen Effekts rechnet man zwischen mehreren Tagen bis zu zwei Wochen [3].

Etwa ein Drittel aller Patienten erreicht unter dem zuerst verabreichten Antipsychotikum keine Besserung [8]. In diesem Fall kann man zunächst die Dosis innerhalb des zulässigen Zieldosisbereichs steigern. Bewirkt auch das innerhalb von zwei weiteren Wochen kein ausreichendes Ansprechen, sollte die **Umstellung auf ein anderes Antipsychotikum** erfolgen [3]. Dies kann

- durch sofortiges Absetzen von Medikament 1 und gleichzeitige Neuapplikation von Medikament 2 (*abrupt discontinuation*)
- durch langsames Abdosieren von Medikament 1 bei gleichzeitigem Aufdosieren von Medikament 2 (*cross-titration*) oder
- durch das Eindosieren von Medikament 2 bis zur therapeutischen Dosierung und nachfolgendes Absetzen von Medikament 1 (*delayed withdrawal*)

erfolgen. Von zahlreichen Leitlinien wird dabei die zuletzt genannte Methode empfohlen [1].

Die antipsychotische Pharmakotherapie schizophrener Psychosen ist eine **Langzeitbehandlung** mit dem Ziel der Verhinderung von Rückfällen, die im Regelfall einer erneuten stationären Behandlung bedürfen [3]. Nach Schennach-Wolff ist dies immerhin bei 52 % der Patienten innerhalb des ersten Jahres nach Entlassung aus der stationären Behandlung der Fall [9]. Für die Langzeitmedikation soll möglichst das gleiche Präparat appliziert werden, das schon in der Akutbehandlung des Patienten zum Einsatz gekommen war.

Bei ersterkrankten Patienten wird eine mindestens einjährige antipsychotische **Rezidivprophylaxe** empfohlen, bei Patienten mit einem oder mehreren stattgefundenen Rezidiv(en) ein Zeitraum von 2 bis 5 Jahren [2]. Eine komorbide Substanzabhängigkeit (☞ Kap. 1.5.) soll dabei stets mitbehandelt werden [6].

Nebenwirkungsspektrum

Das Nebenwirkungsspektrum der Antipsychotika ist komplex und breit gefächert. Es reicht von extrapyramidal-motorischen Störungen (auch als extrapyramidales Syndrom bezeichnet) wie Früh- und Spätdyskinesien, Parkinson-Syndrom und Akathisie (Bewegungunruhe) sowie einer erhöhten Anfallsbereitschaft über metabolische Störungen mit Gewichtszunahme und diabetogener Stoffwechsellage bis zu QT-Verlängerungen im EKG und Herzmuskelentzündungen. Das maligne neuroleptische Syndrom (MNS) stellt mit einer Häufigkeit von 0,01 bis 0,02 % eine zwar seltene, aber akut lebensbedrohliche Störung dar (Leitsymptome: Akinese, Rigor, Hyperthermie). Auch ganz allgemeine und unspezifische Nebenwirkungen, wie sie häufig unter einer Pharmakotherapie auftreten können (z.B. Störungen der Leberfunktion, Blutbildveränderungen, Hautreaktionen) werden beobachtet.

Die speziellen Aspekte der Differentialtherapie der schizophrenen Negativsymptomatik werden in Kapitel 3. ausführlich abgehandelt.

1.8.2. Nichtmedikamentöse Therapie (Allgemein)

Apparative Therapien

Eine wichtige Komponente der nichtmedikamentösen Therapie von Schizophrenien kann die Neurostimulation darstellen [3]. Unter diesem Begriff werden eine Reihe von Stimulationsverfahren zusammengefasst, bei denen mittels verschiedener Impulse im Gehirn eine kurzzeitige neuronale Übererregung ausgelöst wird. Dazu zählt für die Schizophrenie v.a. die Elektrokonvulsionsbehandlung (EKT).

Nichtapparative Therapiemaßnahmen

Maßnahmen wie

- Soziotherapie (ambulante Trainings- und Motivationsmethoden sowie Koordinierungsmaßnahmen)
- Arbeitstherapie (Maßnahmen zur stufenweisen Heranführung der Patienten an Grundanforderungen des erwerbsbezogenen Arbeitslebens)
- Ergotherapie (allgemeine Unterstützung und Begleitung von Menschen, die in ihrer Handlungsfähigkeit eingeschränkt oder von Einschränkung bedroht sind) und
- unterstützte Beschäftigung (*supported employment*)

sollen den Patienten helfen, eine geregelte Tagesstruktur zu etablieren und den Arbeitsplatz zu erhalten oder wiederzuerlangen, was in der Folge psychisch stabilisierend wirkt und der erheblichen Gefahr eines sozialen Abstieges entgegenwirken kann [10,11]. Körperliche Aktivität kann die klinischen Symptome und die Lebensqualität von Patienten mit Schizophrenie nachweislich verbessern und depressive Symptome bei Schizophrenen reduzieren [11].

Psychotherapeutische Maßnahmen und hier speziell eine Verhaltenstherapie haben sich nicht nur für den Patienten selbst, sondern auch für seine Angehörigen bewährt [12]. Durch das sogenannte Metakognitive Training (MKT, "das Denken über das Denken")" sollen Denkverzerrungen aufgedeckt und korrigiert werden, da ein Zusammenhang zwischen Denkverzerrungen und der Entstehung und Aufrechterhaltung von Psychosen vermutet wird [13]. Eine Korrektur der problematischen Denkstile soll eine Reduktion der psychotischen Symptomatik bewirken. Eine Meta-Analyse von 2018, die in ihrer Auswertung 11 Studien berücksichtigte, fand für das MKT beim Wahn einen signifikanten kurz- sowie langfristigen Effekt gegenüber Kontrollbedingungen [14].

Literatur

1. Hasan A, Falkai P, Wobrock T, Lieberman J, Glenthoj B, Gattaz WF, Thibaut F, Möller HJ; World Federation of Societies of Biological Psychiatry (WFSBP) Task Force on Treatment Guidelines for Schizophrenia. World Federation of Societies of Biological Psychiatry (WFSBP) Guidelines for Biological Treatment of Schizophrenia, part 1: update 2012 on the acute treatment of schizophrenia and the management of treatment resistance. World J Biol Psychiatry 2012;13:318-78.

2. Hasan A, Falkai P, Wobrock T, Lieberman J, Glenthoj B, Gattaz WF, Thibaut F, Möller HJ; WFSBP Task force on Treatment Guidelines for Schizophrenia. World Federation of Societies of Biological Psychiatry (WFSBP) guidelines for biological treatment of schizophrenia, part 2: update 2012 on the long-term treatment of schizophrenia and management of antipsychotic-induced side effects. World J Biol Psychiatry 2013;14:2-44.

3. Falkai P, Schennach R, Lincoln T, Schaub A, Hasan A: Schizophrene Psychosen. In: Möller HJ, Laux G, Kapfhammer HP (Hrsg.). Psychiatrie, Psychosomatik, Psychotherapie. Springer Reference Medizin. Springer, Berlin, Heidelberg, 2016.

4. Hamann J, Loh A, Kasper J, Neuner B, Spies C, Kissling W, Härter M, Heesen C. Implikationen des Modells des "Shared Decision Making" für Psychiatrie und Neurologie. Nervenarzt 2006;77:1071-1078.

5. Gaebel W, Falkai P, Weinmann S, Wobrock T. In: Deutsche Gesellschaft für Psychiatrie PuNH (Hrsg.) S3-Praxisleitlinien in Psychiatrie und Psychotherapie, Bd. 1, Behandlungsleitlinie Schizophrenie. Steinkopff, Darmstadt, 2006.

6. Hasan A, Falkai P, Wobrock T, Lieberman J, Glenthøj B, Gattaz WF, Thibaut F, Möller HJ; WFSBP Task Force on Treatment Guidelines for Schizophrenia. World Federation of Societies of Biological Psychiatry (WFSBP) Guidelines for Biological Treatment of Schizophrenia. Part 3: Update 2015 Management of special circumstances: Depression, Suicidality, substance use disorders and pregnancy and lactation. World J Biol Psychiatry 2015; 16:142-70.

7. Correll CU, Rubio JM, Farkas GI, et al., Efficacy of 42 Pharmacologic Cotreatment Strategies Added to Antipsychotic Monotherapy in Schizophrenia. Systematic Overview and Quality Appraisal of the Meta-analytic Evidence. JAMA Psychiatry 2017;74:675-684.

8. Lehman AF, Lieberman JA, Dixon LB, McGlashan TH, Miller AL, Perkins DO, Kreyenbuhl J; American Psychiatric Association; Steering Committee on Practice Guidelines. Practice guideline for the treatment of patients with schizophrenia, second edition. Am J Psychiatry 2004;161:1-56.

9. Schennach-Wolff R, Jäger M, Seemüller F, Obermeier M, Messer T, Laux G, Pfeiffer H, Naber D, Schmidt LG, Gaebel W, Klosterkötter J, Heuser I, Maier W, Lemke MR, Rüther E, Klingberg S, Gastpar M, Möller HJ, Riedel M. Attitude towards adherence in patients with schizophrenia at discharge. J Psychiatr Res Dec 2009;43: 1294-1301.

10. Asher L, Patel V, De Silva MJ. Community-based psychosocial interventions for people with schizophrenia in low and middle-income countries: systematic review and meta-analysis. BMC Psychiatry 2017;17:355.

11. Dauwan M, Begemann MJ, Heringa SM, Sommer IE. Exercise Improves Clinical Symptoms, Quality of Life, Global Functioning, and Depression in Schizophrenia: A Systematic Review and Meta-analysis. Schizophr Bull 2016;42:588-99.

12. Pharoah F, Mari J, Rathbone J, Wong W. Family intervention for schizophrenia. Cochrane Database Syst Rev 2010;(12):CD000088.

13. Garety PA, Freeman D. The past and future of delusions research: from the inexplicable to the treatable. Br J Psychiatry 2013;203:327-33.

14. Liu YC, Tang CC, Hung TT, Tsai PC, Lin MF. The Efficacy of Metacognitive Training for Delusions in Patients With Schizophrenia: A Meta-Analysis of Randomized Controlled Trials Informs Evidence-Based Practice. Worldviews Evid Based Nurs 2018;15:130-139.

1.9. Verlauf und Prognose

In der Regel verlaufen die Erkrankungen des schizophrenen Formenkreises in mehreren Phasen (☞ Abb. 1.3) [1,2].

1.9.1. Prämorbide und Prodromalphase

Vor dem eigentlichen Ausbruch der Schizophrenie können in einer sogenannten prämorbiden Phase schon gewisse Vulnerabilitäts- und Stressfaktoren vorhanden sein. Auf diese Phase folgt dann die sogenannte Prodromalphase mit sogenannten Prodromi, also noch unspezifischen Vorzeichen oder auch Frühsymptomen, die auf die Entstehung einer Erkrankung des schizophrenen Formenkreises hindeuten können. Hierzu zählen beispielsweise Angst, Reizbarkeit, Schlaflosigkeit und Wahnstimmung oder affektive Symptome wie Ratlosigkeit oder depressive Verstimmung. Noch häufigere Prodromalsymptome sind allerdings einer beginnenden Negativsymptomatik zuzuordnen: Es werden allenfalls für das persönliche Umfeld der Betroffenen erste Anzeichen einer Persönlichkeitsveränderung sichtbar wie die Vernachlässigung schulischer oder beruflicher Aufgaben, Abbruch

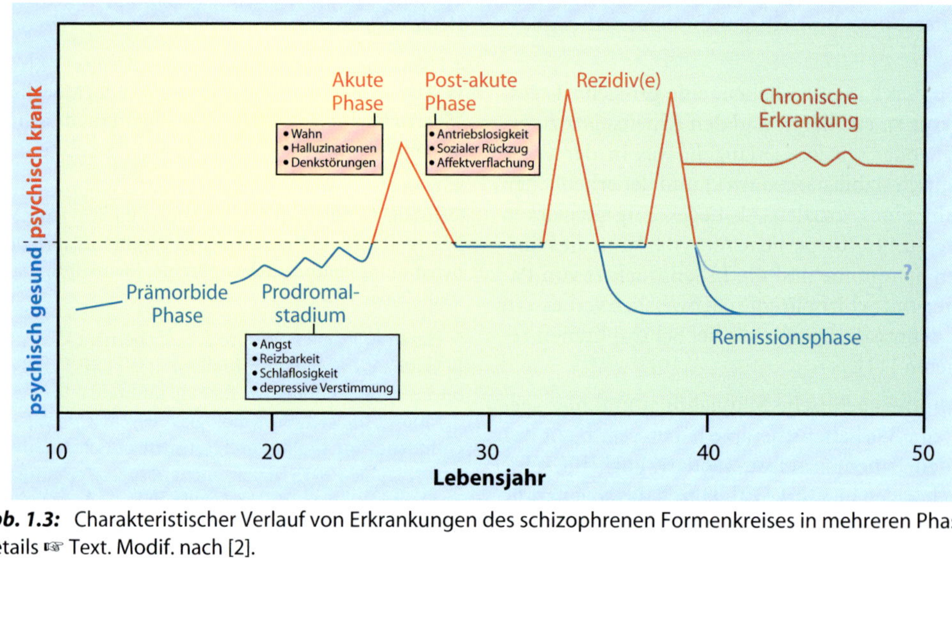

Abb. 1.3: Charakteristischer Verlauf von Erkrankungen des schizophrenen Formenkreises in mehreren Phasen. Details ☞ Text. Modif. nach [2].

üblicher Kommunikation, ein beginnender sozialer Rückzug und ein Nachlassen von Aktivitäten bezüglich des äußeren Erscheinungsbildes (das "Sich-gehen-lassen"). Diese Phase kann sich teilweise über mehrere Jahre hinziehen.

1.9.2. Akute Phase und post-akute Phase

Die nun folgende akute Phase ist von den klassischen Symptomen der Schizophrenie wie Wahn, Halluzinationen, Ich-Störungen und formalen Denkstörungen geprägt, wohingegen in der postakuten Phase eher Symptome wie Antriebslosigkeit, sozialer Rückzug und verflachter Affekt im Vordergrund stehen. Es handelt sich hierbei definitionsgemäß um *sekundäre* Negativsymptome.

1.9.3. Remissionsphase

Auf diese Phase folgt über Monate bis Jahre die sogenannte Remissionsphase, in der die Krankheitssymptome weitgehend verschwunden sind oder zumindest deutlich nachgelassen haben.

Eine Expertengruppe der *University of Iowa* um Andreasen et al. schlug 2005 als Remissionskriterien vor, dass die acht Symptome (Details ☞ Kap. 2.2.)

- Wahn
- formale Denkstörungen
- Halluzinationen
- ungewöhnliche Denkinhalte
- Manierismen und unnatürliche Körperhaltung
- Affektverflachung
- sozialer Rückzug
- Mangel an Spontanität und Flüssigkeit der Sprache

dabei über mindestens sechs Monate maximal mit einer Ausprägung bis Stufe 3 (= "mild" bei 1 = "nicht vorhanden" bis 7 = "extrem schwer") auftreten dürfen [5].

Die Vorbeugung von Rückfällen und die Rehabilitation der Betroffenen stehen im Vordergrund. Trotz einer eingeleiteten antipsychotischen Therapie können in der Remissionsphase erneute Rezidive auftreten.

1.9.4. Chronische Erkrankung

Hier treten die wesentlichen Symptome der Erkrankung chronisch auf, wobei klinisch eindeutig die Negativsymptomatik in all ihren Facetten überwiegt, gefolgt von chronischen Störungen exekutiver Funktionen. Chronische Positivsymptome, wie z.B. ständige akustische Halluzinationen sind eher selten. In einer chronischen Verlaufsform gibt es keine Phasen oder Intervalle, in denen der Patient völlig beschwerdefrei ist. Durch eine konsequente Therapie kann aber eine deutliche Reduktion der Intensität bzw. eine verbesserte Funktionalität z.B. von kognitiven Domänen erzielt werden.

1.10. Gewalt- und Gefahrenpotential bei Schizophrenie

1.10.1. Grundlagen

Mit Ausnahme von Suchterkrankungen wird wohl kaum einer anderen Erkrankung des Fachgebietes der Psychiatrie ein so deutliches, von den Betroffenen ausgehendes Gewalt- und Gefahrenpotential unterstellt wie den Erkrankungen des schizophrenen Formenkreises. Hin und wieder hören oder lesen wir in der Presse und online Nachrichten über Gewaltverbrechen, bei denen als schizophren eingeschätzte Personen Straftaten begangen haben, wegen Schuldunfähigkeit jedoch nicht strafrechtlich zur Verantwortung gezogen werden können.

Analog zu einer klinischen Einteilung schizophrener Kernsymptome in Positiv- und Negativsymptomatik sowie kognitive Defizite ist von entscheidender Bedeutung, dass in dem Kontext Schizophrenie und Gewalt bzw. Gefahrenpotential (v.a. unbehandelte) *Positivsymptomatik*, im ungünstigsten Fall verstärkt durch Drogeneinnahme, den hauptsächlichen Auslöser von aggressiven Handlungen Schizophrener darstellt. *Negativsymptomatik* spielt hier nahezu keine Rolle.

Das Strafgesetzbuch (StGB) der Bundesrepublik Deutschland führt dazu unter § 20 "Schuldunfähigkeit wegen seelischer Störungen" aus: "*Ohne Schuld handelt, wer bei Begehung der Tat wegen einer krankhaften seelischen Störung, wegen einer tiefgreifenden Bewusstseinsstörung oder wegen Schwachsinns oder einer schweren anderen seelischen Abartigkeit unfähig ist, das Unrecht der Tat einzusehen oder nach dieser Einsicht zu handeln.*" [6]. Der schuldunfähige, psychisch kranke oder suchtkranke Täter kann in der Folge zwar für seine Tat(en) nicht bestraft werden, wohl aber im (Jugend-)Maßregelvollzug (im Regelfall eine Klinik für Forensische Psychiatrie) untergebracht werden, wenn zu erwarten ist, dass von ihm weiterhin ein Gefahrenpotential für die Bevölkerung ausgeht.

Doch was heißt das nun konkret bezüglich der Erkrankungen des schizophrenen Formenkreises? Gibt es tatsächlich einen deutlich nachweisbaren Zusammenhang zwischen Schizophrenie und vermehrter Gewalttätigkeit? Ist man dann als Betroffener automatisch schuldunfähig oder vermindert schuldfähig? Und gibt es möglicherweise potentielle und messbare Prädiktoren für aggressives und gewalttätiges Verhalten sowie daraus umsetzbare Präventionsstrategien?

1.10.2. Daten und Fakten

Im Rahmen ihrer Inaugural-Dissertation an der Ruhr-Universität Bochum untersuchte Grafe 2006 die Zusammenhänge zwischen Schizophrenie und Gewalttätigkeit [7]. Dazu wurden von ihr retrospektiv 150 psychiatrisch-wissenschaftliche Gutachten ausgewertet, die von 1992 bis 2004 hauptsächlich im Bundesgebiet des Landes Nordrhein-Westfalen als Strafrechts- (29 %) oder Prognosegutachten (71 %) erstellt worden waren. Die begutachteten Patienten wiesen jeweils eine Erkrankung aus dem schizophrenen Formenkreis auf und hatten wegen einer begangenen Straftat vor Gericht gestanden.

In ihrer Studie konstatiert die Autorin einen Zusammenhang zwischen Schizophrenie und Gewalttätigkeit, wonach für Patienten mit Schizophrenie eine erhöhte Aggressivität und Gewalttätigkeit nachgewiesen werden kann und etwa 5-10 Prozent aller schizophren erkrankten Patienten fremdaggressive Gewalthandlungen begehen. Nach einer in der Arbeit zitierten Untersuchung im österreichischen Bundesland Vorarlberg kommen Haller et al. 2001 zu dem Ergebnis, dass das relative Risiko gegenüber der Normalbevölkerung,

- ein strafrechtlich zu einer Verurteilung führendes Delikt zu begehen um den Faktor 1,55
- ein Gewaltdelikt im Sinne einer Körperverletzung zu begehen um den Faktor 3,2 und
- ein Tötungsdelikt zu verüben um den Faktor 38

erhöht ist [7,8].

Die Beschreibung von Risikoprädiktoren in dem von Grafe analysierten Gesamtkollektiv (100 %) ist danach wie folgt [7]:

- Mehrheit der untersuchten Patienten im Alter von 20-40 Jahren (77,9 %)
- männliches Geschlecht (93,1 %)
- sozial desintegriert (70,2 %)
- abgeschlossene Schulausbildung, jedoch ohne Berufsausbildung oder Studienabschluss (47,3 %)
- paranoid-halluzinatorische Schizophrenie (72,5 %)
- seit maximal 10 Jahren erkrankt (49,7 %)
- bezüglich antipsychotischer Medikation inkompliant oder nicht behandelt (87 %)
- Anzeichen von missbräuchlichem Konsum psychotroper Substanzen (48,9 %)
- keine Persönlichkeitsstörung (88,6 %)
- fremdaggressives Verhalten vor der sogenannten Anlassstraftat (68,7%)
- kein gesetzlicher Betreuer (77,1 %)
- außerhalb des Systems psychosozialer Versorgung (65,6 %)

Im Rahmen eines Intragruppenvergleichs führt die Autorin die folgenden **Prädiktoren für eher schwere Gewalttaten bei schizophren Erkrankten** auf [7]:

- soziale Desintegration
- Diagnose Paranoia/Paraphrenie
- Fremdaggressivität in der Vergangenheit
- fehlende psychosoziale Versorgung
- Erstmanifestation der Schizophrenie
- fehlende medikamentöse Behandlung
- keine zivilrechtliche Betreuung

Einschränkend bemerkt Grafe, dass die von ihr vorgelegte Studie eine Subgruppe schizophren Erkrankter untersuchte und nicht repräsentativ für die gesamte Gruppe der Erkrankten sei, da die Arbeit sich auf die Auswertung vorab erstatteter psychiatrischer Gutachten bezieht. Dennoch lassen sich daraus zumindest Tendenzen in Richtung zweier wichtiger Grundaussagen ableiten [7]:

- Es handelt sich um eine vergleichsweise **kleine Untergruppe von Patienten**, häufig mit einer komorbiden antisozialen Persönlichkeitsstörung, deren Straftaten in Richtung Gewalt und Tötungsdelikte einen besonders brutalen Charakter aufweisen, was jedoch in der Allgemeinbevölkerung Angst hervorruft und Vorbehalte auslöst.
- Sozial integrierte, zivilrechtlich und psychosozial gut betreute schizophren erkrankte Patienten unter adäquater psychiatrisch-medikamentöser Behandlung (Langzeitmedikation) mit einem hohen Bildungsabschluss und ohne komorbide Suchterkrankung zeigen **kein erheblich erhöhtes Risiko** hinsichtlich des Begehens von schweren Gewalt- oder gar Tötungsdelikten.

Speziell der zweite Punkt zeigt einmal mehr auf, wie wichtig und potentiell erfolgreich die konsequente Therapie und allseitige Betreuung dieser Patienten auch und gerade aus Sicht der Prävention von schweren Gewalt- und Straftaten ist.

1.10.3. Schuldfähigkeit von Personen mit schizophrener Erkrankung

Der Begriff der Schuldunfähigkeit wegen seelischer Störungen nach § 20 StGB wurde bereits in Kapitel 1.10.1. erläutert. Die Frage, ob jemand mit einer schizophrenen Erkrankung schuldfähig ist oder nicht oder nur vermindert, kann nicht grundsätzlich beantwortet werden. Allein aus der Diagnose einer Schizophrenie heraus ergibt sich jedenfalls für die individuelle Einzelperson noch keine prinzipielle Schuldunfähigkeit.

Entscheidend für die diesbezügliche Beurteilung ist auch nicht der Status quo der Psychopathologie des Straftäters, sondern der, der beim Begehen der entsprechenden Straftat ausgeprägt oder vorherrschend war. Wurde diese während einer akuten Krankheitsphase begangen, ist möglicherweise damit zu rechnen, dass der Betroffene aus strafrechtlicher Sicht dabei entweder schuldunfähig oder zumindest vermindert schuldfähig war. Dies muss bei der gerichtlichen Entscheidung berücksichtigt werden.

Waren jedoch keine oder nur wenige Krankheitssymptome vorhanden und/oder der Betroffene war medikamentös gut eingestellt, so kann er für die von ihm begangene(n) Straftat(en) durchaus zur Rechenschaft gezogen werden. Die jeweilige Schuldfähigkeit zum Zeitpunkt der Straftat muss im Zweifelsfall mittels eines Gutachtens geklärt werden – und das ist sicherlich einer der schwierigsten und umstrittensten Aspekte sowohl der (forensischen) Psychiatrie als auch des Strafrechts.

1.11. Ausblick und Fazit

Es liegt auf der Hand, dass sich die Forschung in den letzten Jahren darauf konzentriert hat, Patienten mit Prodromalsymptomen möglichst frühzeitig zu erkennen, um in der Folge die Entwicklung hin zu einer manifesten Schizophrenie aufhalten oder im Idealfall sogar ganz verhindern zu können [1]. Dies setzt zum einen voraus, dass dafür multimodale Marker identifiziert werden, mit deren Hilfe die Entwicklung einer solchen Erkrankung auch für den individuellen Einzelfall vorhergesagt werden könnte [3]. Der entscheidende Aspekt ist jedoch, dass dann auch geeignete Maßnahmen eingeleitet werden können, um den Ausbruch der Erkrankung zu verzögern oder gar ganz zu verhindern – eine medizinische Kardinalaufgabe, vor der nicht nur die moderne psychiatrische Forschung steht und von der wir im konkreten Fall der Schizophrenie noch weit entfernt sind.

Auch mehr als 60 Jahre nach Einführung des ersten Antipsychotikums reicht das Verlaufsspektrum schizophrener Erkrankungen von kritischen Krankheitszuständen mit langjähriger stationärer Behandlung bis hin zu vollständigen, stabilen Remissionen [1]. Derzeit gibt es eine Vielzahl von Parametern aus allgemeinen, sozialen, psychopathologischen und genetischen Faktoren, nach deren Erhebung und Auswertung versucht werden kann, eine möglichst exakte Prognose für den individuell Betroffenen abzuleiten. Für den klinischen Alltag ist dies jedoch wenig praktikabel. Prinzipiell haben mehr als die Hälfte aller Schizophrenien einen günstigen klinischen Verlauf mit nur kleineren oder im Idealfall gar keinen sozialen Anpassungs- und Integrationsproblemen. Schon im Kapitel 1.4.4. wurde dabei auf die wichtige Rolle psychosozialer Faktoren im Umfeld der Betroffenen eingegangen. Nehmen wir das folgende Fazit mit auf den Weg in die nächsten Kapitel dieses Lehrbuches:

- Eine stabile zwischenmenschliche Beziehung mit verständnisvollen Partnern, Familien, Freunden und Angehörigen
- ein positives soziales Netzwerk rund um die Betroffenen
- weibliches Geschlecht
- ein akuter Krankheitsbeginn und
- eine konsequent durchgeführte medikamentöse Therapie

sind eher **günstige Faktoren für eine Remission.**

Mit dem letzten aufgeführten Punkt erleiden etwa 15 Prozent der Schizophrenie-Patienten ein Rezidiv, ohne die Behandlung mit antipsychotischen Medikamenten jedoch 85 Prozent [4].

Literatur

1. Falkai P, Schennach R, Lincoln T, Schaub A, Hasan A: Schizophrene Psychosen. In: Möller HJ, Laux G, Kapfhammer HP (Hrsg.). Psychiatrie, Psychosomatik, Psychotherapie. Springer Reference Medizin. Springer, Berlin, Heidelberg, 2016.

2. Gaebel W, Wölwer W. Gesundheitsberichterstattung des Bundes. Heft 50: Schizophrenie. Robert Koch-Institut, Berlin 2010

3. Koutsouleris N, Meisenzahl EM, Borgwardt S, Riecher-Rössler A, Frodl T, Kambeitz J, Köhler Y, Falkai P, Möller HJ, Reiser M, Davatzikos C. Individualized differential diagnosis of schizophrenia and mood disorders using neuroanatomical biomarkers. Brain 2015;138(Pt 7):2059-2073.

4. Watts CA. A long-term follow-up of schizophrenic patients: 1946-1983. J Clin Psychiatry 1985;46:210-216.

5. Andreasen NC, Carpenter WT Jr, Kane JM, Lasser RA, Marder SR, Weinberger DR. Remission in schizophrenia: proposed criteria and rationale for consensus. Am J Psychiatry 2005;162:441-9.

6. https://www.gesetze-im-internet.de/stgb/__20.html. Abruf am 22.08.2019.

7. Grafe AC. Schizophrenie und Gewalt: Vorhersage anhand von Risikoprädiktoren. Eine retrospektive Studie medizinisch-psychiatrischer Gutachten. Inaugural-Dissertation zur Erlangung des Doktorgrades der Medizin einer Hohen Medizinischen Fakultät der Ruhr-Universität Bochum 2006.
http://www-brs.ub.ruhr-uni-bochum.de/netahtml/HSS/Diss/GrafeJuliaEvaMariaAnjaCharlotte/diss.pdf. Abruf am 22.08.2019

8. Haller R, Kemmler G, Kocsis E, Maetzler W, Prunlechner R, Hinterhuber H. Schizophrenie und Gewalttätigkeit – Ergebnisse einer Erhebung in einem österreichischen Bundesland. Nervenarzt 2001;72:859-866.

2. Diagnostik und Beurteilung der Negativsymptomatik im Gesamterscheinungsbild des Patienten

2.1. Grundlagen der Diagnostik

Wie bereits in Kapitel 1.2.2. "Definition und Terminologie" ausgeführt wurde, basiert die Diagnose einer Schizophrenie ganz wesentlich auf der querschnittlichen Psychopathologie. Die Kriterien dafür sind in den beiden international anerkannten und gebräuchlichen Diagnosemanualen

- **ICD-10** (*Internationale statistische Klassifikation der Krankheiten und verwandter Gesundheitsprobleme*, weltweit anerkanntes Klassifikationssystem medizinischer Diagnosen)
- **DSM-5** (*Diagnostic and Statistical Manual of Mental Disorders*, dominierendes psychiatrisches Klassifikationssystem in den USA)

aufgeführt. Die Leitsymptome der Schizophrenie nach ICD-10 sowie die Unterpunkte F20.0 bis F20.9 zur Schizophrenie nach ICD-10 sind in den beiden Tabellen 1.1 und 1.2 zusammengefasst.

Schnell wachsende neurowissenschaftliche Verfahren versuchen auch in der Psychiatrie relevante Zielstrukturen oder spezifische pathophysiologische Abläufe psychischer Erkrankungen zu identifizieren. Untersuchungsmethoden wie die *Single Photon Emission Computed Tomography* (SPECT) sind beispielsweise in der Lage, einen verminderten Glukosestoffwechsel im Gehirn nachzuweisen oder die für die Alzheimer-Erkrankung typischen Amyloid-Ablagerungen darzustellen. Die nähere Zukunft wird zeigen, ob die durch diese recht aufwändigen und teuren Verfahren gewonnenen Erkenntnisse im Umfeld der Schizophrenie auch zu optimierten Therapiemaßnahmen und prognostischen Verbesserungen führen werden. Sie sollen an dieser Stelle erwähnt werden, im Rahmen der Routinediagnostik haben sie aber aktuell noch keine praktische Bedeutung.

> Die Diagnostik der Schizophrenie besteht vor allem im Erkennen und in der regelrechten Zuordnung ihrer psychopathologischen Leitsymptome. Das primäre Instrument hierfür ist die psychiatrische Exploration.

Beim DSM-5 und ICD-10 handelt es sich um Kategorisierungsinstrumente, die primär Grundkenntnisse der Diagnostik, im konkreten Fall zu den speziellen Charakteristika der Schizophrenie, voraussetzen, aber auch Orientierungs- und Dokumentationscharakter besitzen. Letzteres steht jedoch am Ende der ärztlichen Diagnostik. Um diese Instrumente also entsprechend einsetzen zu können, muss der Untersucher in der Lage sein, vorher

- das Gesamtbild der psychopathologischen Symptomatik seines Patienten als das einer Schizophrenie zu erkennen oder auch ausschließen zu können
- einzelne Symptome zu erkennen und sie bezüglich ihrer Definition benennen zu können
- die erhobenen Befunde verschiedenen Kategorien (Subtypen, Positiv- und Negativsymptome u.a.) zuordnen zu können

Wegen ihres heterogenen Phänotyps und der zahlreichen unterschiedlichen Erscheinungsformen und Überlappungen ist die Diagnose einer Schizophrenie vor allem in ihrer Anfangsphase oft ein schwieriges Unterfangen. Ein wichtiger Punkt im Zusammenhang mit der Diagnose, der zudem recht einfach und exakt ermittelt werden kann, wurde bereits in Tabelle 1.1 aufgeführt:

> Voraussetzung für die Diagnose einer Schizophrenie nach ICD-10 ist, dass die klinischen Symptome **mindestens über einen Monat angehalten haben** und dabei **fast ständig und deutlich vorhanden** gewesen sein müssen.

Zu beachten ist auch der in Kapitel 1.9. dargelegte recht charakteristische Verlauf von Erkrankungen des schizophrenen Formenkreises in mehreren Phasen (☞ dort und Abb. 1.3). Das Erkennen von Prodromi wie Angst, Reizbarkeit, Schlaflosigkeit, Wahnstimmung oder affektiven Symptomen wie Ratlosigkeit oder depressiver Verstimmung sowie der ersten Anzeichen einer Persönlichkeitsveränderung (Vernachlässigung gängiger und notwendiger Aufgaben, beginnender sozialer Rückzug) ist zwar recht einfach, aber diese sind nicht spezifisch für eine Schizophrenie – auch nicht für eine beginnende – und somit auch nicht immer konkret einer Schizophrenie zuzuordnen.

2.2. Einteilung schizophrener Symptome

Die Symptome schizophrener Störungen sind äußerst mannigfaltig und breit gefächert. Um hier den Überblick zu behalten, haben sich in der Geschichte der modernen Psychiatrie eine ganze Reihe von Instrumenten zur Symptomerfassung, Diagnostik, Einteilung und Klassifizierung etabliert. Nicht alle haben Bedeutung in der heutigen Praxis, ihre Vielfalt ist teilweise verwirrend, und die Einteilungsversuche und -schemata sind nicht unabhängig voneinander und überschneiden sich zudem auch noch.

Eine an der klinischen Symptomatik orientierte und vorgenommene Unterteilung in verschiedene Schizophrenie-Subtypen, wie dies auch die Unterpunkte F20.0 bis F20.9 zur Schizophrenie nach ICD-10 (☞ Tab. 1.2) darstellen, ist für die klinische Praxis wahrscheinlich am zweckmäßigsten. Bevor wir uns den charakteristischen Merkmalen dieser einzelnen Verlaufs- und auch Sonderformen zuwenden, sollen an dieser Stelle zunächst zwei wichtige Einteilungen der klinischen Symptomatik erläutert werden:

- die Symptomeinteilung nach Kurt Schneider
- die Symptomeinteilung in Positiv- und Negativsymptome

2.2.1. Die Symptomeinteilung nach Kurt Schneider

Auf den deutschen Psychiater Kurt Schneider (1887-1967) geht die Unterscheidung der Symptome 1. und 2. Ranges der Schizophrenie, auch als Rangsymptomatik bezeichnet, zurück. Sie ist noch heute Grundlage der beiden schon mehrfach erwähnten Diagnosesysteme ICD und DSM. Die Tabelle 2.1 listet die einzelnen Symptome auf, die danach im Detail und mit Beispielen erläutert werden.

2.2.2. Die Symptomeinteilung in Positiv- und Negativsymptome

Das Konzept einer Differenzierung in Positivsymptomatik und Negativsymptomatik beruht darauf, dass man bei schizophrenen Psychosen

- zum einen Symptome beobachten kann, die bei gesunden Personen nicht vorkommen (Positiv- oder Plussymptome) [1]
- auf der anderen Seite bei ihnen Persönlichkeitsausprägungen fehlen oder weit geringer ausgeprägt sind, die bei gesunden Personen die Regel sind (Negativ- oder Minussymptome) [2]

Unterscheidung der Symptome 1. und 2. Ranges nach Kurt Schneider	
Symptome 1. Ranges	Symptome 2. Ranges
• **Ich-Störungen mit Fremdbeeinflussungserleben** - Gedankenlautwerden - Gedankeneingebung - Gedankenentzug - Gedankenausbreitung - Fremdbeeinflussung • **Wahnwahrnehmungen** • **Akustische Halluzinationen** - Dialogisierende Stimmen - Kommentierende Stimmen - Imperative Stimmen	• Andere Formen akustischer Halluzinationen (v.a. sogenannte Akoasmen) • Nichtakustische Halluzinationen - optisch - olfaktorisch - gustatorisch • Wahneinfälle und Wahnideen • Affektive Störungen - Affektverflachung - Verstimmung - Gefühlsverarmung - Ratlosigkeit - Parathymie

Tab. 2.1: Unterscheidung der Symptome 1. und 2. Ranges nach Kurt Schneider.

2.2.2.1. Positivsymptome

Positivsymptome oder Plussymptome bezeichnen Übersteigerungen des normalen Erlebens mit deutlichen Fehlauffassungen der erlebten Realität, mit Halluzinationen und mit Realitätsverlust. Dazu gehören die allermeisten der in Kapitel 2.2.1. bzw. in Tab. 2.1 bereits beschriebenen Symptome. Schizophrenien mit Positivsymptomen beginnen meist plötzlich und ohne dass es vorher für Außenstehende auffällige Merkmale bei den Betroffenen gegeben hätte.

2.2.2.2. Negativsymptome

Als Negativsymptome oder Minussymptome bezeichnet man Einschränkungen des normalen Erlebens und psychischer Funktionen, die in der Vergangenheit vorhanden waren, durch die Krankheit nun aber reduziert sind oder aber ganz fehlen können. Diese Symptome stellen also einen Mangel gegenüber dem gesunden psychischen Zustand dar. Differentialdiagnostisch stellen sie eine größere Herausforderung dar als Positivsymptome.

> Negativsymptome sind ein wesentliches Charakteristikum von Schizophrenien und bestimmen häufig die subjektive Lebensqualität sowie den Langzeitverlauf. 50 bis 80 Prozent aller Betroffenen entwickeln mindestens ein alltagsrelevantes Negativsymptom und etwa 30 Prozent anhaltende Negativsymptome [3].

Folgende Negativsymptome konnen bei Schizophrenie auftreten [5,6]:

Reduzierter Ausdruck

Affektverflachung

Hierbei kommt es zu einer Verminderung der affektiven Ausdrucksmöglichkeiten und zu einer mangelnden Bandbreite von Emotionen in Wahrnehmung, Erleben und Ausdruck. Die Fähigkeit der Betroffenen, auf Gefühle zu reagieren und sie zu empfinden, ist herabgesetzt. Sie wirken gleichgültig und emotionslos und reagieren gemütsmäßig nur eingeschränkt und fast unterschwellig auf bewegende Ereignisse. Sowohl Erfreuliches als auch Unerfreuliches berührt sie wenig, der normale Wechsel zwischen verschiedenen affektiven Zuständen (z.B. Freude ↔ Trauer, Neugier ↔ Desinteresse) ist weitgehend aufgehoben.

Alogie

Der Patient zeigt deutliche Einschränkungen beim Bilden grammatikalisch korrekter und in sich logischer Sätze. Er reagiert auf Fragen mit verzögerten, wortkargen Antworten sowie einer wenig differenzierten Sprache.

Apathie

Der Begriff der Apathie steht für einen Zustand der Abwesenheit von Emotionen und Interessen. Er äußert sich durch Gleichgültigkeit und Teilnahmslosigkeit sowie eine deutlich reduzierte Motivation. Begleitsymptome sind dabei häufig Appetit- und Schlaflosigkeit sowie eine depressive Stimmungslage.

Avolition

Avolition ist die mangelnde Fähigkeit, ein zielgerichtetes Verhalten zu beginnen und dann auch beizubehalten.

Asozialität

Asozialität steht hier (im Gegensatz zur umgangssprachlichen Verwendung des Begriffes) für eine mangelnde Kontaktfähigkeit, die sich als Desinteresse am Umgang mit anderen Menschen und als sozialer Rückzug mit nur noch wenigen oder gar keinen Freunden äußert.

Anhedonie

Bei Menschen mit Anhedonie ist die Empfindung von Freude, Lust oder Vergnügen eingeschränkt oder ganz aufgehoben.

Weitere Negativsymptome mit teilweisen Überlappungen sind

- Antriebsstörungen
- Aufmerksamkeitsstörungen
- Abulie (ein Mangel an Willenskraft bei der Entscheidungsfindung)
- die sogenannte “Dynamische Entleerung” (ein Sammelbegriff für Antriebsarmut, fehlende Zukunftsplanung, empfundene Perspektivlosigkeit und Affektverflachung)
- motorische Defizite mit einem Mangel an Mimik und Gestik sowie mit reduziertem Bewegungsspiel
- sozialer Rückzug

Wegen ihres gemeinsamen Anfangsbuchstabens werden Affektverflachung, Alogie, Apathie, Asozialität, Anhedonie und Aufmerksamkeitsstörungen gelegentlich auch als die sechs sogenannten "A-Symptome" der Schizophrenie bezeichnet.

Negativsymptome beeinträchtigen die Lebensqualität, die Berufstätigkeit und das soziale Umfeld des Patienten mitunter stärker als Positivsymptome. Sie sind damit ebenfalls für den hohen Leidensdruck auf Seiten des Patienten verantwortlich.

Für ihr persönliches Umfeld erscheinen die Erkrankten durch ihre eingeschränkte Psychomotorik – Mimik und Gestik – oftmals kontaktgestört und abweisend.

Negativsymptome können sich sowohl als primäre als auch als sogenannte sekundäre Negativsymptome präsentieren. Von letzteren spricht man, wenn es zu einem sozialen Rückzug infolge von z.B. Wahnwahrnehmungen oder eines Gedankenlautwerdens (als Reaktion auf eindeutige Positivsymptome unter Empfindungen wie "Ich bin verrückt geworden" oder "Ich möchte nicht, dass andere hören, was ich denke") kommt oder auch aus Angst vor Verfolgung im Umfeld eines Verfolgungswahnes (ebenfalls als Reaktion auf ein eindeutiges Positivsymptom). Auch die Nebenwirkungen einer Therapie mit Antipsychotika können sekundäre Negativsymptome induzieren.

Die Abgrenzung einer Negativsymptomatik von der Symptomatik einer Depression ist mitunter schwierig. Hier kann die *Calgary Depression Scale for Schizophrenia* (https://www.ucalgary.ca/cdss), die häufigste verwendete Skala zur Beurteilung von Depressionen bei Schizophrenie, differentialdiagnostisch nützlich sein [4].

2.2.3. Kognitive Symptome

Kognitive Symptome bei Schizophrenie werden von einigen Autoren neben der Symptomeinteilung in Positiv- und Negativsymptome als ein eigener dritter Bereich gesehen [7]. Damit sind jedoch keine Intelligenzdefizite gemeint. Vielmehr beschreibt der Begriff die bei den Betroffenen ausgeprägten Probleme bezüglich Aufmerksamkeit, Gedächtnis, Strategie und Handlungsplanung, aber auch sozial-kognitive Defizite. Nach Pfueller et al. korreliert das Ausmaß der Symptomatik in diesen Bereichen am besten damit, welche Voraussagen zur potentiell möglichen Alltags- und Berufsbewältigung durch einen Patienten getroffen werden können [8].

Eine solche eingeschränkte Kognition wird als ein zentraler Symptomkomplex der Schizophrenie angesehen [9] (☞ auch Abb. 2.1). Das Denken kann kurzschrittig werden, und mehrschichtige breitere Zusammenhänge werden in ihrer Komplexität nicht mehr erfasst. Die sprachliche Ausdrucksweise verarmt bis hin zu sogenannten Perseverationen (stereotypes Wiederholen eines Wortes oder eines Gedankens) oder Idiolalie (unverständliche Laute).

2.3. Die Unterformen schizophrener Psychosen nach ICD-10

Übersicht ☞ auch Tab. 1.2

Die Diagnose einer bestimmten Unterform der Schizophrenie setzt natürlich voraus, dass auch die allgemeinen diagnostischen Kriterien für eine Schizophrenie (☞ Tab. 1.1) erfüllt sein müssen. Die Stabilität einer bestimmten Symptomatik über einen längeren Zeitraum (abgesehen von der in Tab. 1.1 geforderten Dauer von mindestens einem Monat) ist dabei jedoch nicht zwingend erforderlich, was zur Folge haben kann, dass unterschiedlich geprägte Verlaufsepisoden bei ein und demselben Patienten auch als unterschiedliche Unterformen diagnostiziert werden können [10].

2.3.1. Paranoide Schizophrenie

ICD-10 F20.0

Die paranoide Schizophrenie stellt die häufigste Untergruppe der schizophrenen Störungen dar. Halluzinationen (selten isoliert vorkommend) und Wahnphänomene sind die dominierenden Leitsymptome (☞ Tab. 2.1). Negativsymptome (☞ Kap. 2.2.2.2.) können ebenfalls vorhanden sein, sind jedoch bezüglich des klinischen Krankheitsbildes nicht prägend.

2.3.2. Hebephrene Schizophrenie

ICD-10 F20.1

Da der Beginn der Erkrankung etwa zwischen dem 15. und 25. Lebensjahr liegt, wurde diese Form der Schizophrenie nach der griechischen Göttin der Jugend, Hebe, benannt. Hier kommt es zu einer Verarmung der Gemütserregungen (Affekte) und zur verminderten Fähigkeit des "emotionalen Mitmachens". Negativsymptome stehen im Vordergrund. Die Sprache weist Assoziationslockerungen auf, Antworten sind nur indirekt oder gar nicht mit der gestellten Frage verbunden. Im Extremfall kann sie bis zur Unverständlichkeit desorganisiert sein (Wortsalat, Schizophasie, Benutzung erfundener Wörter oder ganzer Sprachpassagen und Sätze). Häufig kommt es auch zu sogenannten Manierismen (bizarre, verzerrte, unsinnig erscheinende Bewegungsabläufe, häufig mit Stereotypien einhergehend) und zur Grimassenbildung. Wahnphänomene und Halluzinationen sind hier sehr selten, aber nicht ausgeschlossen.

2.3.3. Katatone Schizophrenie

ICD-10 F 20.2

Der Begriff der Katatonie kommt aus dem Griechischen und bedeutet übersetzt so viel wie "Anspannung von Kopf bis Fuß". Hier prägen sogenannte psychomotorische Symptome mit Haltungsstereotypien bis hin zum katatonen Stupor das Erscheinungsbild. Letzteres stellt einen Zustand dar, bei dem sich der Patient bei voll erhaltenem Bewusstsein über den ganzen Körper hinweg wie erstarrt und bewegungslos präsentiert. Dieser kann abrupt zum Zustand der sogenannten katatonen Erregung (Raptus) mit starker motorischer Unruhe führen. Weitere Merkmale sind Mutismus (beharrliches Schweigen), bizarre Haltungsstereotypien (auch bei äußeren Versuchen der Veränderung), Negativismus (Widerstand gegenüber Aufforderungen oder stattdessen Bewegungen und Handlungen, die das Gegenteil der Aufforderung ausführen) sowie Katalepsie (Beibehaltung der Körperstellung nach passiver Bewegung) und die sogenannte Flexibilitas cerea (wachsartiger Widerstand der Muskulatur bei passiver Bewegung, wonach einzelne Körperglieder oder der ganze Körper in der so auferlegten Haltung verbleiben).

Das Konzept der katatonen Schizophrenie als Unterform der Schizophrenie ist in den vergangenen Jahren aus verschiedenen Gründen immer wieder kritisiert worden. Katatone Symptome allein rechtfertigen die Diagnose einer Schizophrenie als solche nicht, und die Behandlung weicht zudem am stärksten von der aller anderen Formen der Schizophrenie ab. Es deutet sich an, dass die katatone Schizophrenie im ICD-11, dessen konkrete Einführung und Kodierungen erst in ein paar Jahren relevant werden dürften, nicht mehr in diesem Umfeld, sondern als eigene Entität und dann auch mit anderer Terminologie aufgeführt sein wird [11].

2.3.4. Undifferenzierte Schizophrenie

ICD-10 F20.3

Hierbei handelt es sich um eine recht heterogene Form, in der sowohl Patienten klassifiziert werden, die die Kriterien für keine andere Untergruppe erfüllen als auch solche Patienten, die die Kriterien mehrerer Subgruppen gleichzeitig erfüllen. Sie stellt sozusagen ein diagnostisches Behelfsinstrument "für den Fall der Fälle" dar.

2.3.5. Postschizophrene Depression

ICD-10 F20.4

Wenn nach einer eindeutig diagnostizierten schizophrenen Episode eine depressive Symptomatik auftritt, kann dies nach den Kriterien der ICD-10 als postschizophrene Depression diagnostiziert werden. Einige positive oder negative schizophrene Symptome müssen noch vorhanden sein, beherrschen aber das klinische Bild nicht mehr. Auch diese Unterform ist eher indifferent definiert und in ihrer Bedeutung umstritten.

2.3.6. Schizophrenes Residuum

ICD-10 F20.5

Das schizophrene Residuum ist vorwiegend durch Negativsymptome geprägt. Die Diagnose kann gestellt werden, wenn zu einem früheren Zeitpunkt die allgemeinen Symptome einer Schizophrenie vorhanden waren, sie jedoch bei Diagnosestellung nicht mehr nachweisbar sind.

2.3.7. Schizophrenia simplex

ICD-10 F20.6

Die Diagnose einer Schizophrenia simplex ist schwierig und sollte nur zurückhaltend gestellt werden. Auffallende halluzinatorische und paranoide Symptome fehlen ganz, und die Krankheit setzt langsam und schleichend im Erwachsenenalter ein. Eugen Bleuler beschrieb die Schizophrenia simplex als "schleichende Form der Schizophrenie, die sich über lange Jahre vor allem durch ein zunehmendes, unbegreifliches soziales Versagen bei Menschen kennzeichnet, die vorher gesund waren". Deutliche und anhaltende Veränderungen von Persönlichkeitsmerkmalen in Kombination mit einer Negativsymptomatik sind am ehesten charakteristisch für eine Schizophrenia simplex.

2.4. Die Unterformen schizophrener Psychosen in DSM-5 und ICD-11

Wie speziell in den Kapiteln 2.3.3., 2.3.5. und 2.3.7. ausgeführt wurde, stellen die diagnostischen Kriterien des ICD-10 zwar eine konkrete und verbindlich anzuwendende Kodierungsgrundlage dar, weisen jedoch auch Schwächen auf.

2.4.1. DSM-5

Es gibt eine Reihe von Hinweisen, dass sich die Diagnosekriterien für schizophrene Störungen zukünftig mehr an denen des DSM-5 orientieren werden (☞ Tab. 2.2). Dort haben die in den Kapiteln 2.3.1. bis 2.3.7. beschriebenen Subtypen schizophrener Störungen wegen ihrer unsicheren zeitlichen Stabilität und zweifelhafter Aussagekraft hinsichtlich Verlaufsprognose oder Behandlungserfolg keinen Eingang gefunden [10].

2.4.2. ICD-11

Für eine erste Orientierung sind die diagnostischen Merkmale der Schizophrenie nach DSM-5 in Tab. 2.2 aufgeführt, nach denen sich der ICD-11 wohl primär ausrichten wird [10,11]. Hierzu hat die *Working Group on the Classification of Psychotic Disorders* (WGPD) folgende Modifikationen gegenüber der ICD-10-Kodierung vorgesehen [11]:

- Ersetzen der bestehenden Schizophrenie-Subtypen durch sogenannte Symptom-Spezifikatoren
- strengere diagnostische Kriterien für die schizoaffektive Störung
- Reorganisation der wahnhaften Störungen und der akuten vorübergehenden psychotischen Störungen
- Revision der Verlaufsklassifikation

Mittels Feldstudien soll dabei untersucht werden, ob diese vorgeschlagenen Revisionen zu einer Verbesserung des Klassifikationssystems im Vergleich zum ICD-10 führen [11]. Der ICD-11 soll ab Januar 2022 gelten.

2.5. Befunderhebung, Diagnostik und Differentialdiagnostik

Dieser Abschnitt soll sich an der S3-Leitlinie Schizophrenie (Kurzfassung) der *Deutschen Gesellschaft für Psychiatrie und Psychotherapie, Psychosomatik und Nervenheilkunde e.V.* (DGPPN) orientieren [12]. Danach soll die Diagnose einer Schizophrenie nach den in Tab. 1.1 aufgeführten Kriterien gestellt werden.

2.5.1. Befunderhebung und Diagnostik

Obligat ist die Erhebung folgender Befunde [12]:

- komplette körperliche und neurologische Untersuchung einschließlich Gewicht, Körpergröße, Temperatur, Blutdruck und Puls
- Laboruntersuchungen des Blutes mit Differentialblutbild, Nüchternblutzucker und HbA1c,

Diagnostische Merkmale der Schizophrenie nach DSM-5	
A	Zwei (oder mehr) der folgenden Symptome, jedes bestehend für einen erheblichen Teil einer einmonatigen Zeitspanne oder kürzer, wenn erfolgreich behandelt. Mindestens eines dieser Symptome muss 1, 2 oder 3 sein.
1	Wahn
2	Halluzinationen
3	Desorganisierte Sprechweise (z.B. häufiges Entgleisen oder Zerfahrenheit)
4	Grob desorganisiertes oder katatones Verhalten
5	Negativsymptome (z.B. verminderter emotionaler Ausdruck oder reduzierte Willenskraft)
B	Für eine erhebliche Zeitspanne seit dem Beginn der Störung sind eine oder mehrere zentrale Funktionsbereiche wie Arbeit, zwischenmenschliche Beziehungen oder Selbstfürsorge deutlich unter dem Niveau, das vor dem Beginn erreicht wurde.
C	Zeichen des Störungsbildes halten durchgehend für mindestens sechs Monate an.

Tab. 2.2: Diagnostische Merkmale der Schizophrenie nach DSM-5.

ALAT (GPT) und gamma-GT (Beurteilung der Leberfunktion), Kreatinin (Beurteilung der Nierenfunktion), Elektrolyte (Natrium, Kalium, Kalzium), BSG/CRP (infektiöses und/oder entzündliches Geschehen?), Schilddrüsenparameter (TSH, fT4)
- Drogenscreening im Urin
- eine strukturelle Bildgebung des Gehirns mit kranialem MRT (T1 und T2, bei Auffälligkeiten weiterführende Diagnostik mit Kontrastmittel-MRT)

Darüber hinaus können je nach konkreter Situation oder auf speziell begründeten Verdacht hin folgende Zusatzuntersuchungen angeboten und durchgeführt werden [12]:

- Liquorpunktion
- testpsychologische Untersuchungen und Demenzdiagnostik
- EEG-Untersuchung

Dazu kommt die Erhebung folgender Befunde und anamnestischer Daten [12]:

- Biographische und soziale Anamnese
- Strukturierter psychopathologischer Befund
- Substanzmittelanamnese
- Somatische Anamnese
- Familienanamnese
- Eventuelle Vorerfahrung in der Behandlung
- Präferenzen und Wünsche der betroffenen Person in Bezug auf die möglichen diagnostischen und therapeutischen Optionen
- Wunsch/Möglichkeit der Einbeziehung von Angehörigen und anderen Vertrauenspersonen

Mittels eines Drogenscreening soll der Missbrauch psychoaktiver Substanzen bei akut aufgetretenen schizophrenen Syndromen ausgeschlossen werden. Wichtig ist auch die Befragung des Betroffenen bezüglich der von ihm regelmäßig, gelegentlich oder zuletzt erstmalig eingenommenen Medikamente, da diese ursächlich ausgeschlossen bzw. bei der Diagnosestellung berücksichtigt werden müssen. Nach Zielasek und Gaebel können unter anderem folgende Medikamente ein sekundäres "psychotisches Syndrom" induzieren [13]:

- L-Dopa und andere dopaminerge Medikamente, Anticholinergika, Triptane (letztere mitterweile nicht mehr alle unter Rezeptpflicht!)
- Digoxin, Clonidin, Methyldopa, Betablocker, ACE-Hemmer, Angiotensin-Rezeptorblocker, Kalzium-Antagonisten, Diuretika, CSE-Hemmer (Statine)
- Antazida
- Hormonpräparate
- verschiedene Antiinfektiva
- verschiedene Immunsuppressiva und Immunmodulatoren

Folgende Begleitsymptome oder Störungen können hinweisend für eine mögliche organische Genese "schizophrener Symptomatik" sein [12]:

- Früher und akuter Beginn
- Fieber, Exsikkose
- Fokalneurologische Symptome, Bewusstseinseintrübung, epileptische Anfälle
- Ausgeprägte kognitive Defizite, speziell innerhalb von drei Monaten aufgetretene Merkfähigkeitsstörungen als führendes Symptom, die nicht mit den für die Schizophrenie bekannten Symptomen vereinbar sind
- Verwirrtheit und optische Halluzinationen (Substanzmittelanamnese!)
- Psychomotorische Symptome inklusive Katatonie
- Fluktuierender Verlauf der Erkrankung und der Psychopathologie
- Frühe Therapieresistenz
- Komorbide Entwicklungsverzögerung bzw. -störung

Eine mögliche Autoimmunenzephalitis (lymphozytäre Liquor-Pleozytose ohne Hinweise auf eine infektiöse Ursache, epileptische Anfälle, diverse MRT- und EEG-Auffälligkeiten) muss differentialdiagnostisch ebenso in Betracht gezogen werden wie infektiöse Enzephalitiden, diverse rheumatische Erkrankungen (Lupus erythematodes, Sarkoidose), metabolische und toxische Enzephalopathien, zerebrovaskuläre Erkrankungen, Tumoren oder auch eine Creutzfeldt-Jakob-Erkrankung [12].

2.5.2. Differentialdiagnostik

2.5.2.1. Psychiatrische Differentialdiagnostik

Die differentialdiagnostische Abgrenzung der Schizophrenie zu anderen psychischen und Persönlichkeitsstörungen ist oftmals schwierig und mannigfaltig. Hier kommen eine ganze Reihe von Störungen infrage, die sich bei den Betroffenen durch ungewöhnliches und auffälliges Verhalten sowie durch Anomalien des Denkens äußern, ohne dass dabei die beschriebenen eindeutigen und charakteristischen Symptome einer Schizophrenie auftreten [10]. Verkompliziert wird dies noch durch die Tatsache, dass sich daraus gelegentlich eine Schizophrenie entwickeln kann (z.B. bei einer schizotypen Störung, ☞ unten). Eine zwar recht grobe, aber sehr anschauliche Übersicht über die jeweils vorherrschenden psychopathologischen Komponenten bei der Schizophrenie, den bipolaren Störungen und der schizoaffektiven Störung stammt von Van Os et al. [14], wonach Positivsymptome, Negativsymptome, kognitive Störungen, eine depressive und eine manische Symptomatik jeweils in unterschiedlich starken Ausprägungsgraden auftreten (☞ Abb. 2.1).

Der entscheidende differentialdiagnostische Unterschied ist das Fehlen der in den Tabellen 1.1 und 2.2 aufgeführten Symptome, die für die Diagnostik einer Schizophrenie zwingend erforderlich sind.

Schizotype Störung

Die schizotype Störung ist eine Persönlichkeitsstörung mit chronischem Verlauf und unterschiedlicher Intensität. Sie äußert sich in Verhaltenseigentümlichkeiten, der mangelnden Fähigkeit zu engen persönlichen Beziehungen und durch Verzerrungen im Denken und der Wahrnehmung sowie exzentrisches Auftreten. Zwar geht etwa ein gewisser Prozentsatz in eine Schizophrenie über, doch die Mehrheit der betroffenen Menschen entwickelt keine Merkmale einer Schizophrenie. Da die schizotype Störung häufiger bei Personen mit manifest schizophren Erkrankten in der Familie auftritt, wird sie von manchen Autoren zum genetischen Spektrum der Schizophrenie gezählt und als eine Art abgeschwächte Form betrachtet [15].

Affektive Störungen

Affektive Störungen sind gekennzeichnet durch eine klinisch relevante Veränderung der Stimmungslage. Gemütsbewegungen (die sogenanten Affekte) können dabei sowohl in Richtung einer Depression als auch in Richtung einer Manie verschoben sein. Die Stimmungsveränderungen können akut einsetzen, sich langsam über einen längeren Zeitraum hinweg entwickeln oder auch nur phasenweise-episodisch auftreten. Formale und inhaltliche Denkstörungen können gelegentlich hinzukommen. Zu den Störungsbildern zählen

- *Manie*: übermäßige und unangemessene, freudige Erregung mit übersteigertem Aktivitätsniveau und Größenwahn oder auch Gereiztheit (mit oder ohne psychotische Symptome)

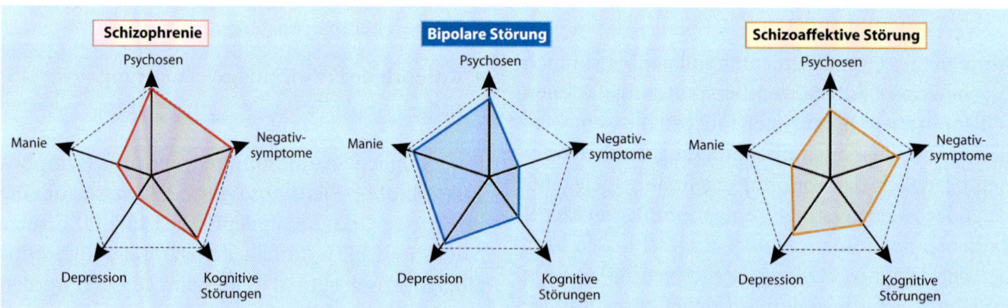

Abb. 2.1: Grob orientierende grafische Darstellung der vorherrschenden psychopathologischen Komponenten bei Schizophrenie, bipolaren Störungen und der schizoaffektiven Störung mit jeweils verschieden starken Ausprägungsgraden von Psychosen, Negativsymptomen, kognitiven Störungen sowie einer depressiven und manischen Symptomatik. Modif. nach [14].

- *Depression*: übermäßig niedergeschlagene Stimmungslage mit Antriebs- und Energielosigkeit bei erhöhter Suizidgefahr
- *Bipolare Störung*: zweipolig entgegengesetzte Schwankungen von Stimmungslage, Antrieb und Aktivität zwischen Depression und Manie, ohne dies willentlich kontrollieren zu können
- *Rezidivierende depressive Störung*: wiederholtes Auftreten depressiver Episoden ohne manische Episoden in der Vorgeschichte
- *Anhaltende affektive Störungen*: über mehrere Jahre hinweg verlaufende chronisch gedrückte Stimmungslage mit leichteren Schwankungen, ohne das Ausmaß einer Depression zu erreichen

Schizoaffektive Störung

Bei gleichzeitigem Auftreten einer affektiven Symptomatik mit Halluzinationen, Wahn, Realitätsverlust oder Ich-Störungen (☞ Tab. 2.1) wird eine schizoaffektive Störung diagnostiziert, die je nach Leitsymptomen als schizomanische, schizodepressive oder gemischte schizoaffektive Störung diagnostiziert wird. Die schizoaffektive Störung zählt im ICD-10 zu den schizophrenen Störungen (F25).

Persönlichkeitsstörungen

Persönlichkeitsstörungen stellen stabile und lang anhaltende Erlebens- und Verhaltensmuster mit vielfältigen Ursachen dar. Bestimmte charakterliche Merkmale dominieren dabei in einem solchen Maß, dass das "normale" situationsangemessene Erleben und das Verhalten im zwischenmenschlichen Bereich von dem der meisten Mitmenschen in ausgeprägter Weise abweicht. Außerdem ist die persönliche Leistungsfähigkeit im sozialen, beruflichen und privaten Leben meist deutlich beeinträchtigt. Im ICD-10 werden diese von F60-F69 unter "Persönlichkeits- und Verhaltensstörungen" codiert, wobei eine Reihe von allgemeinen Kriterien erfüllt sein müssen (stabile und relevante, meist länger anhaltende Zustandsbilder und Verhaltensmuster, deutliche Abweichungen im Wahrnehmen, Denken, Fühlen und in den Beziehungen zu anderen, meist persönliches Leiden und gestörte soziale Funktionsfähigkeit). Unterschieden werden je nach vorherrschender Komponente paranoide, schizoide, dissoziale, emotional instabile, dissoziale, zwanghafte, ängstliche vermeidende und abhängige Persönlichkeitsstörungen.

2.5.2.2. Sonstige differentialdiagnostische Überlegungen

Folgende Störungen oder Krankheitsbilder sollten ebenfalls in die differentialdiagnostischen Überlegungen bei der Diagnose einer Schizophrenie einfließen [10], wobei auch Komorbiditäten in Frage kommen können:

- Autismus
- neuropathologische Veränderungen infolge von chronischem Alkoholabusus
- Epilepsien
- entzündliche Prozesse im ZNS (postinfektiös, autoimmun) sowie immunvermittelte Enzephalitiden
- Multiple Sklerose
- Chorea Huntington
- Narkolepsie
- Schädel-Hirn-Trauma
- Hirntumoren
- Zerebrovaskuläre Störungen und Zustand nach Apoplex
- demenzielle Erkrankungen
- Morbus Parkinson
- Perniziöse Anämie infolge eines Vitamin-B12-Mangels
- Endokrine Störungen, speziell im Zusammenhang mit der Schilddrüse (z.B. Hashimoto-Thyreoiditis)

Diese Überlegungen sind wichtig, denn differentialdiagnostisch kompetent zu sein heißt nicht nur, eine oder mehrere Erkrankungen ausschließen zu können, sondern auch, eine andere Erkrankung diagnostizieren zu können und diese entsprechend zu behandeln.

Literatur

1. Zubin J. Negative symptoms: are they indigenous to schizophrenia? Schizophr Bull 1985;11:461-470.

2. Andreasen NC. Negative syndromes in schizophrenia: definition and reliability. Arch Gen Psychiatry 1982;39: 784-788.

3. Addington D, Addington J, Maticka-Tyndale E. Specificity of the calgary depression scale for schizophrenics. Schizophr Res 1994;11:239-244.

4. Remington G, Foussias G, Fervaha G, Agid O, Takeuchi H, Lee J, Hahn M. Treating Negative Symptoms in

Schizophrenia: an Update. Curr Treat Options Psychiatry 2016;3:133-150.

5. Bobes J, Arango C, Garcia-Garcia M, Rejas J, CLAMORS Study Collaborative Group. Prevalence of negative symptoms in outpatients with schizophrenia spectrum disorders treated with antipsychotics in routine clinical practice: findings from the CLAMORS study. J Clin Psychiatry 2010;71:280-286.

6. Kirkpatrick B, Strauss GP, Nguyen L, Fischer BA, Daniel DG, Cienfuegos A, Marder SR. The brief negative symptom scale: psychometric properties. Schizophr Bull 2011;37:300-305.

7. Kahn RS, Sommer IE, Murray RM, Meyer-Lindenberg A, Weinberger DR, Cannon TD, O'Donovan M, Correll CU, Kane JM, van Os J, Insel TR. Schizophrenia. Nature Reviews Disease Primers volume 1, Article number: 15067 (2015).

8. Pfueller U, Roesch-Ely D, Mundt C, Weisbrod M. Behandlung kognitiver Defizite bei Schizophrenie. Nervenarzt 2010;81:556-563.

9. Young JW, Geyer MA. Developing treatments for cognitive deficits in schizophrenia: the challenge of translation. J Psychopharmacol 2015;29:178-96.

10. Falkai P, Schennach R, Lincoln T, Schaub A, Hasan A: Schizophrene Psychosen. In: Möller HJ, Laux G, Kapfhammer HP (Hrsg.). Psychiatrie, Psychosomatik, Psychotherapie. Springer Reference Medizin. Springer, Berlin, Heidelberg, 2016.

11. Gaebel W. Status of psychotic disorders in ICD-11. Schizophr Bull 2012;38:895-898.

12. Deutsche Gesellschaft für Psychiatrie und Psychotherapie, Psychosomatik und Nervenheilkunde e.V. (DGPPN). S3-Leitlinie Schizophrenie. AWMF-Register Nr. 038-009. Kurzfassung. Stand: 15.03.2019

13. Zielasek J, Gaebel W. Diagnose und Differenzialdiagnose, Verlauf und Prognose. In: Falkai P (Hrsg.). Praxishandbuch Schizophrenie. Urban & Fischer Verlag/Elsevier GmbH, München, 2016.

14. Van Os J, Kapur S. Schizophrenia. Lancet 2009;374: 635-645.

15. Lammers CH, Schömig T. Die schizotype Persönlichkeitsstörung. Psychiatr Psychother Up2date 2010;4:333-347.

3. Pharmakologische und nicht-pharmakologische Therapiekonzepte mit Fokus Negativsymptomatik

Wie bereits in Kapitel 2. ausgeführt wurde, entwickelt mehr als die Hälfte der an Schizophrenie Erkrankten mindestens ein alltagsrelevantes Negativsymptom [1, 2]. Für die Erfassung des Schweregrades dieser Symptomatik eignen sich eigens dafür konzipierte Screeninginstrumente, die auch in deutschsprachigen Versionen vorliegen.

- Das *Clinical Assessment Interview for Negative Symptoms* (CAINS [3]) besteht aus zwei Skalen, die getrennt eingeschätzt werden:
  (1) Motivation und Freude und
  (2) Ausdruck/Expression
- Die *Brief Negative Symptom Scale* (BNSS [4]) erfasst die Dimensionen
  (1) Apathie (Anhedonie, sozialer Rückzug, Avolition) und
  (2) Verminderte Expression (Affektverflachung, Alogie)
- Für die Selbstbeurteilung der Negativsymptomatik steht die *Self-Evaluation of Negative Symptoms* (SNS [5]) zur Verfügung

Insgesamt stellen Negativsymptome eine heterogene Gruppe von Symptomen mit unterschiedlichen Ursachen, Verläufen und Behandlungsmöglichkeiten dar [6]. Während

- **primäre Negativsymptome** als Ausdruck der den schizophrenen Störungen zugrunde liegenden Pathophysiologie zu verstehen sind und derzeit kaum effektiv behandelt werden können,

stellen

- **sekundäre Negativsymptome** eine Folge von positiven oder affektiven Symptomen, unerwünschten Wirkungen der Antipsychotika (Sedierung, EPMS etc.) oder sozialer Deprivation dar und können auf einen Wechsel des Antipsychotikums, antidepressive Therapie, psychosoziale Interventionen etc. ansprechen.

Eine Unterscheidung zwischen primären und sekundären Negativsymptomen ist klinisch häufig kaum möglich. Von besonderer Bedeutung ist die Tatsache, dass es eine Reihe von schizophren Erkrankten mit **prädominanten und/oder persistierenden Negativsymptomen** gibt.

3.1. Prinzipielle Überlegungen zur Therapie bei prädominanter Negativsymptomatik

Im Allgemeinen prädiziert ein früher und schleichender Krankheitsbeginn eine stärker ausgeprägte Negativsymptomatik, was auf Grund der unter diesen Umständen erschwerten Diagnosestellung häufig die Dauer der unbehandelten Psychose (DUP) verlängert [7, 8]. Dies ist insofern relevant, als eine länger als neun Monate persistierende DUP mit einer deutlich geringeren Verbesserung der Negativsymptomatik verbunden ist [9]. Außerdem ist eine kürzere DUP auch mit einem besseren symptomatischen und funktionellen *Outcome* vergesellschaftet [10, 11].

Insgesamt kommt der **Frühintervention** somit eine besondere Bedeutung zu.

Einen weiteren wesentlichen Faktor stellt die **Niedrigdosierung** der antipsychotischen Medikation dar, zumal eine D_2-Rezeptorblockade von über 70 % nicht nur das subjektive Erleben der Behandlung negativ beeinflusst, sondern auch zu einer stärker ausgeprägten negativen und affektiven Symptomatik führt [12].

3.2. Aufstellen eines Therapieplans

Eine wichtige Grundlage für die Behandlung der Negativsymptomatik ist ein

- individueller
- Pharmako-, Psycho- und Soziotherapie umfassender
- die krankheitsimmanenten, motivationalen Defizite berücksichtigender

Maßnahmenplan, für dessen Umsetzung multidisziplinäre Fachkompetenz erforderlich ist.

3.2.1. Pharmakotherapie

3.2.1.1. Monotherapie

Antipsychotika

Während die Wirkung der Antipsychotika der ersten Generation (FGA) hauptsächlich auf einer Blockade des Dopamin-D_2-Rezeptors beruht und dadurch lediglich indirekt eine Verbesserung jener Negativsymptome erreicht werden kann, welche sekundär zu positiver oder affektiver Symptomatik entstehen, geht das Rezeptorprofil der meisten Antipsychotika der zweiten Generation (SGA) über den Dopamin-D_2-Rezeptor-Antagonismus hinaus. Mit Ausnahme von Amisulprid, einem reinen Dopamin-D_2- und D_3-Rezeptor-Antagonisten, binden die meisten SGA auch an serotonerge und glutamaterge, aber nicht selten auch an histaminerge, α-adrenerge und muskarinische Rezeptoren, was bei niedrig potenten FGA auch schon der Fall war. Antipsychotika der dritten Generation (TGA) wiederum wirken hauptsächlich als Partialagonisten am Dopamin-D_2- (und D_3-)Rezeptor und darüber hinaus als Serotonin-5-HT_{1A}-Rezeptor-Partialagonisten und Serotonin-5-HT_2-Rezeptor-Antagonisten. Der kombinierte Dopamin-D_2- und Serotonin-5-HT_2-Rezeptor-Antagonismus der SGA und TDA ist mit einer erhöhten frontalen Dopamin-Ausschüttung verbunden, so dass diese Substanzen Placebo und FGA in der Behandlung der Negativsymptomatik grundsätzlich überlegen sind, wenngleich die verfügbaren Vergleichsstudien lediglich geringe Effektstärken zeigen [13, 14].

> Insgesamt soll in der Behandlung der vorherrschenden Negativsymptomatik Antipsychotika der neuen Generationen der Vorzug gegeben werden [13, 15].

Eine detaillierte Beschreibung findet sich in Kapitel 3.3.

Metabotrope Glutamat 2/3 (mGlu 2/3) -Rezeptor-Agonisten

In einer *post-hoc*-Analyse von fünf randomisierten, kontrollierten Studien konnte gezeigt werden, dass mGlu2/3-Agonisten in frühen Krankheitsstadien bei vorangegangener Behandlung mit einem Dopamin-D_2-Rezeptor-Antagonisten eine Verbesserung der sekundären Negativsymptomatik bewirken können [16]. Dieser Effekt ist vermutlich auf eine Inhibition der präsynaptischen Glutamat-Ausschüttung und eine Modulation der synaptischen Plastizität zurückzuführen und muss in weiteren Studien näher untersucht werden.

3.2.1.2. *Add-on*-Therapie mit dopaminerg wirksamen Substanzen

Dopamin-Antagonisten

Trotz methodischer Einschränkungen (fehlende Unterscheidung zwischen primären und sekundären Negativsymptomen) belegen einige Studien eine geringgradige Verbesserung der Negativsymptomatik bei zusätzlicher Verabreichung von Aripiprazol zu Clozapin oder Non-Clozapin-Antipsychotika [17, 18].

Dopamin-Agonisten

Psychostimulantien (z.B. Modafinil, Amphetamine) blockieren den Dopamin-Transporter und erhöhen dadurch die Verfügbarkeit von Dopamin im synaptischen Spalt. In einzelnen Studien konnte bei adjuvanter Verordnung dieser Substanzen zu einer laufenden antipsychotischen Therapie einer geringgradige Verbesserung der Negativsymptomatik erzielt werden [19, 20]. Auf Grund des niedrigen Evidenzgrades kann diese Behandlung derzeit allerdings nicht empfohlen werden.

3.2.1.3. *Add-on*-Therapie mit serotonerg oder noradrenerg wirksamen Substanzen

Adjuvant zu einem Antipsychotikum verordnete Antidepressiva können auf Basis einer Modulation des Gamma-Aminobuttersäure-(GABA)-A-Rezeptors (Selektive Serotonin-Wiederaufnahmehemmer, SSRI) [21] bzw. einer durch einen präsynaptischen $\alpha 2$-Rezeptor-Antagonismus verursachten frontalen Dopaminausschüttung zu einer mäßiggradigen Verbesserung der Negativsymptomatik führen.

> Insgesamt ist die Kombinationstherapie mit Antidepressiva einer antipsychotischen Monotherapie in der Behandlung der vorherrschenden Negativsymptomatik überlegen [22].

Entsprechende Daten liegen für SSRI (z.B. Citalopram, Fluvoxamin), Serotonin-Antagonisten mit gleichzeitiger SSRI-Wirkung (z.B. Trazodon) und α_2-Rezeptor-Antagonisten (z.B. Mirtazapin) vor

[23-25]. Dem gegenüber führten zusätzlich zu Antipsychotika verordnete Noradrenalin-Wiederaufnahmehemmer (z.B. Atomoxetin, Reboxetin) zu keiner Verbesserung der Negativsymptomatik [26]. Interessanterweise ergab eine Meta-Analyse über die Wirkung von adjuvant verordneten Antidepressiva im Hinblick auf die Reduktion der Negativsymptomatik (-0.53) eine größere Effektstärke als auf die Reduktion der depressiven Symptomatik (-0.20), so dass die Verbesserung der Negativsymptomatik zumindest teilweise von der antidepressiven Wirkung der untersuchten Substanzen unabhängig zu sein scheint [24]. Eine substantielle Risikoerhöhung für Positivsymptome durch die gleichzeitige Gabe von Antidepressiva wurde nicht gefunden.

3.2.1.4. *Add-on*-Therapie mit glutamaterg wirksamen Substanzen

Glutamat-Antagonisten

Basierend auf der sogenannten Glutamat-Hypothese (☞ auch Kap. 1.4.3.), wonach einer Unterfunktion der glutamatergen N-Methyl-D-Aspartat (NMDA)-Rezeptoren in der Pathogenese der schizophrenen Störungen eine wesentliche Rolle zukommt, wurde in den vergangenen Jahren eine Reihe von Pharmaka untersucht, welche die glutamaterge Neurotransmission positiv modulieren.

Topiramat verstärkt die GABAerge Neurotransmission, vermindert über eine antagonistische Wirkung an postsynaptischen Kainat- und AMPA- (α-amino-3-hydroxy-5-methyl-4-isoxazolepropionic acid)-Rezeptoren die präsynaptische Glutatmat-Freisetzung und kann speziell in Kombination mit Clozapin zu einer Verbesserung der Negativsymptomatik führen [27].

Lamotrigin blockiert postsynaptische spannungsabhängige Natriumkanäle, reduziert die glutamaterge Neurotransmission und kann in Kombination mit Clozapin ebenfalls zu einer Verbesserung der Negativsymptomatik führen [28]. Eine Meta-Analyse aus dem Jahr 2014 konnte diesen Effekt allerdings nicht bestätigen [29].

Memantin ist ein spannungsabhängiger, nichtkompetitiver NMDA-Rezeptor-Antagonist und führt ebenfalls speziell in Kombination mit Clozapin zu einer Verbesserung der Negativsymptomatik, während für *Amantadin* keine diesbezügliche Wirksamkeit nachgewiesen werden konnte [30].

Glutamat-Agonisten

Die adjuvante Verordnung von D-Serin, N-Acetylcystein oder Sarcosin führt bei therapieresistenter Schizophrenie vermutlich ausschließlich in Kombination mit Non-Clozapin-Antispychotika zu einer geringgradigen Verbesserung der Negativsymptomatik [29, 31], während Glycin-Wiederaufnahmehemmer (z.B. Bitopertin) diesbezüglich keinen wesentlichen Effekt aufweisen [32].

3.2.1.5. *Add-on*-Therapie mit Cholinesterase-Inhibitoren

Cholinesterase-Inhibitoren (Donepezil, Rivastigmin, Galantamin) erhöhen die intrasynaptische Konzentration von Acetylcholin und wirken somit als indirekte Agonisten an muskarinischen und nikotinischen Rezeptoren. Eine adjuvante Verordnung dieser Substanzen führt allerdings zu keiner signifikanten Verbesserung der Negativsymptomatik [33].

3.2.1.6. *Add-on*-Therapie mit antiinflammatorischen Substanzen

Nicht-steroidale Antiphlogistika

Die bisherige Datenlage weist insgesamt darauf hin, dass die adjuvante Verordnung von nichtsteroidalen Antiphlogistika zu keiner Verbesserung der Negativsymptomatik führt [34, 35]. Eine Ausnahme bildet möglicherweise Celecoxib, welches bei Ersterkrankten sekundäre Negativsymptome bessern helfen kann [34], diesbezüglich jedoch näher erforscht werden muss.

Minocyclin

Minocyclin, ein Antibiotikum aus der Klasse der Tetracycline, wirkt über einen NMDA-Rezeptorantagonistischen und einen anti-inflammatorischen Effekt neuroprotektiv. Trotz methodischer Einschränkungen (fehlende Unterscheidung zwischen primären und sekundären Negativsymptomen, heterogene Studienpopulationen) belegen einige placebokontrollierte Studien, dass die adjuvante Verordnung dieser Substanz zu einer Verbesserung der Negativsymptomatik führen kann [36].

3.2.1.7. *Add-on*-Therapie mit Antioxidantien

Basierend auf der Hypothese, dass freie Radikale in die Pathogenese der Negativsymptomatik involviert sind, wurde der diesbezüglich mögliche positive Effekt von Antioxidantien in mehreren Studien untersucht.

Während sich die Wirkung von *Ethyl-Eicosapentaensäure* auf die Negativsymptomatik nicht von Placebo zu unterscheiden scheint [37], liegen für die adjuvante Behandlung mit *Ginkgo biloba* einige positive Studienergebnisse vor, die auf Grund methodischer Einschränkungen allerdings weitere Untersuchungen notwendig machen [38].

3.2.1.8. *Add-on*-Therapie mit Hormonpräparaten

Geschlechtshormone

Bisherige Studienergebnisse weisen darauf hin, dass die adjuvante Verordnung von Östrogen bei prämenopausalen Frauen bzw. des Östrogenrezeptormodulators Raloxifen bei postmenopausalen Frauen und Männern zu einer Verbesserung der Negativsymptomatik führen kann [39, 40]. Der Einsatz dieser Substanzen ist auf Grund ihres Nebenwirkungsprofils allerdings limitiert.

Oxytocin

Trotz teils differierender Befunde weist die bisherige Studienlage nicht auf eine Verbesserung der Negativsymptomatik durch die adjuvante Verordnung von Oxytocin hin [41, 42].

3.2.2. Psychologische und psychosoziale Interventionen

Auf die Verbesserung der Negativsymptomatik ausgerichtete psychologische und psychosoziale Maßnahmen sind Teil eines Gesamtbehandlungsplanes und können grob unterteilt werden in

- Individuelle psychologische Interventionen
- Kompetenzorientierte Interventionen und
- Familieninterventionen

3.2.2.1. Individuelle psychologische Interventionen

Auf Grund der Evidenzlage zur Reduktion von Positivsymptomatik und Gesamtpsychopathologie ist die *Kognitive Verhaltenstherapie* (KVT) der schizophrenen Störungen inzwischen ein fester Bestandteil vieler Behandlungsleitlinien. Im Wesentlichen zielt die KVT auf eine Linderung der Beeinträchtigung durch Symptome und eine Steigerung des Funktionsniveaus ab, indem dysfunktionale Schemata, Annahmen und Coping-Strategien korrigiert werden.

Die bisher vorliegenden Studien zeigen deutlich, dass KVT einer Standardbehandlung (*treatment as usual*) vor allem im Hinblick auf eine Verbesserung der motivationalen (und weniger der expressiven) Negativsymptomatik überlegen ist, sich in ihrer diesbezüglichen Wirksamkeit jedoch nicht von einer aktiven Kontrollbedingung (z.B. Kognitive Remediation [43]) unterscheidet [32, 44].

Einen positiven Behandlungseffekt für die expressive Negativsymptomatik zeigt hingegen die am *Disembodiment*-Ansatz der schizophrenen Störungen orientierte *Körperorientierte Psychotherapie* [45]. Der *Disembodiment*-Ansatz versteht die Negativsymptomatik als Ausdruck einer Losgelöstheit von eigenen Emotionen und von anderen Personen in sozialen Interaktionen, und dementsprechend werden in der körperorientierten Psychotherapie mit Hilfe von nonverbalen Bewegungsübungen und Achtsamkeitsübungen emotionale Zustände induziert, die anschließend in der Gruppe reflektiert werden.

Die bisher vorliegenden Studien fanden keinen anhaltenden Behandlungseffekt von *Kunsttherapie* oder *Musiktherapie* auf die Negativsymptomatik [44].

3.2.2.2. Kompetenzorientierte Interventionen

Innerhalb der kompetenzorientierten Interventionen wurde das *Soziale Kompetenztraining* am intensivsten untersucht. Dabei wird neben der verbalen und nonverbalen Kommunikation die Wahrnehmung und Reaktion auf soziale Signale trainiert, um dadurch das soziale Funktionsniveau zu verbessern [46].

Eine Übersichtsarbeit aus dem Jahr 2013 widmete sich der Frage, inwiefern Soziales Kompetenztraining im Vergleich zu einer Standardbehandlung bzw. einer aktiven Kontrollbedingung zu einer Verbesserung der Negativsymptomatik führt. Dabei zeigte sich in fünf von elf Studien ein positiver Effekt, der in zwei Studien ein halbes Jahr nach Abschluss der Intervention noch nachweisbar war [47]. Später durchgeführte Meta-Analysen bestätigten diesen Effekt des Sozialen Kompetenztrainings [48], aber auch der Ergotherapie [44]. Methodische Einschränkungen (geringe Fallzahlen, kurze Beobachtungszeiträume, unterschiedliche Erfassung der Negativsymptomatik) machen weitere Untersuchungen jedoch notwendig.

Demgegenüber führt die Gruppe der *Neurokognitiven Therapien* insgesamt nicht zu einer wesentlichen Änderung der Negativsymptomatik [44]. Allerdings wurde die Kognitive Remediation (unter anderem in Kombination mit Verfahren zur Verbesserung der sozialen Kompetenzen bzw. des Problemlöseverhaltens) mit einer Milderung der Negativsymptomatik in Verbindung gebracht [49-52]. Beispielsweise konnten Müller und Mitarbeiter zeigen, dass die *Integrierte Neurokognitive Therapie* verglichen mit einer Standardbehandlung zu einer Verbesserung der Negativsymptomatik führt, die sich auch ein Jahr nach Abschluss der Therapie noch niederschlägt [52].

3.2.2.3. Familieninterventionen

Familieninterventionen beinhalten im Wesentlichen Psychoedukation, Gesprächstechniken, Problemlösestrategien und Krisenmanagement und zeigten in den bisher durchgeführten Untersuchungen keine Wirksamkeit auf die Negativsymptomatik [44].

3.2.3. Bewegungs- und sporttherapeutische Maßnahmen

Trotz begrenzter Studienlage mit sehr heterogenen Messinstrumenten kann insgesamt festgehalten werden, dass bewegungs- und sporttherapeutische Maßnahmen neben der körperlichen Fitness, dem allgemeinen Wohlbefinden und der Lebensqualität auch die Negativsymptomatik der schizophrenen Störungen verbessern können.

Eine Verbesserung der Negativsymptomatik findet sich insbesondere beim Einsatz von Yoga und körperlichem aeroben Training [53-56]. Von wesentlicher Bedeutung sind hierbei Intensität und Dauer der Intervention: Eine Besserung der Symptomatik zeigt sich lediglich bei einem moderat-intensiven Training mit einer wöchentlichen Dauer von mindestens 90 Minuten [53]. Dieser Effekt besteht nach Abschluss der Intervention allerdings nicht fort [44].

3.2.4. Neurostimulation

In den vergangenen Jahren wurde die nicht-invasive Neurostimulation mittels elektromagnetischer Felder als weitere nicht-pharmakologische Behandlungsoption der schizophrenen Störungen intensiv untersucht. Eine Meta-Analyse, die 31 randomisierte, kontrollierte Studien beinhaltet, legt einen zumindest geringen Effekt spezieller nicht-invasiver Stimulationsverfahren auf Negativsymptome nahe [57], die Elektrokonvulsionstherapie scheint allerdings nicht hilfreich zu sein.

Die **Transkranielle Magnetstimulation (TMS)** induziert über starke Magnetfelder eine elektrische Potentialänderung im schädelnahen Cortex, wodurch Axone depolarisiert und Aktionspotentiale ausgelöst werden. Je nach Frequenz wird das neuronale Gewebe erregt oder gehemmt.
Im Gegensatz dazu moduliert die **Transkranielle Gleichstromstimulation** die kortikale Aktivität über eine Veränderung des Ruhemembranpotentials, wodurch das stimulierte Areal aktiviert oder inhibiert wird.

Trotz methodischer Unterschiede weisen die bisher durchgeführten Untersuchungen darauf hin, dass eine Erweiterung einer Behandlung mit Antipsychotika durch repetitive transkranielle Magnetstimulation oder transkranielle Gleichstromstimulation zu einer leichtgradigen Verbesserung der Negativsymptomatik führen kann [32, 57-59]. Die Methoden erfreuen sich hoher Akzeptanz und sind nebenwirkungsarm, weitere Untersuchungen zu ihrem optimalen Einsatz sind jedoch notwendig (Lokalisation, Frequenz und Intensität der Stimulation, Dauer der Behandlung etc.) [58, 60].

Literatur

1. Bobes J, Arango C, Garcia-Garcia M, Rejas J; CLAMORS Study Collaborative Group. Prevalence of negative symptoms in outpatients with schizophrenia spectrum disorders treated with antipsychotics in routine clinical practice: findings from the CLAMORS study. J Clin Psychiatry 2010;71:280-286.

2. Sicras-Mainar A, Maurino J, Ruiz-Beato E, Navarro-Artieda R. Impact of negative symptoms on healthcare resource utilization and associated costs in adult outpatients with schizophrenia: a population-based study. BMC Psychiatry 2014;14:225.

3. Kring AM, Gur RE, Blanchard JJ, Horan WP, Reise SP. The Clinical Assessment Interview for Negative Symptoms (CAINS): final development and validation. Am J Psychiatry 2013;170:165-172.

4. Kirkpatrick B, Strauss GP, Nguyen L, Fischer BA, Daniel DG, Cienfuegos A, Marder SR. The Brief Negative Symptom Scale: psychometric properties. Schizophr Bull 2011;37:300-305.

5. Dollfus S, Mach C, Morello R. Self-Evaluation of Negative Symptoms: a novel tool to assess negative symptoms. Schizophr Bull 2016;42:571-578.

6. Carpenter WT Jr, Heinrichs DW, Wagman AM. Deficit and nondeficit forms of schizophrenia: the concept. Am J Psychiatry 1988;145:578-583.

7. Immonen J, Jääskeläinen E, Korpela H, Miettunen J. Age at onset and the outcomes of schizophrenia: a systematic review and meta-analysis. Early Interv Psychiatry 2017;11:453-460.

8. Murru A, Carpiniello B. Duration of untreated illness as a key to early intervention in schizophrenia: a review. Neurosci Lett 2018;669:59-67.

9. Boonstra N, Klaassen R, Sytema S, Marshall M, De Haan L, Wunderink L, Wiersma D. Duration of untreated psychosis and negative symptoms - a systematic review and meta-analysis of individual patient data. Schizophr Res 2012;142:12-19.

10. Perkins DO, Gu H, Boteva K, Lieberman JA. Relationship between duration of untreated psychosis and outcome in first-episode schizophrenia: a critical review and meta-analysis. Am J Psychiatry 2005;162:1785-1804.

11. Penttilä M, Jääskeläinen E, Hirvonen N, Isohanni M, Miettunen J. Duration of untreated psychosis as predictor of long-term outcome in schizophrenia: systematic review and meta-analysis. Br J Psychiatry 2014;205:88-94.

12. de Haan L, Lavalaye J, van Bruggen M, van Nimwegen L, Booij J, van Amelsvoort T, Linszen D. Subjective experience and dopamine D2 receptor occupancy in patients treated with antipsychotics: clinical implications. Can J Psychiatry 2004;49:290-296.

13. Fusar-Poli P, Papanastasiou E, Stahl D, Rocchetti M, Carpenter W, Shergill S, McGuire P. Treatments of negative symptoms in schizophrenia: meta-analysis of 168 randomized placebo-controlled trials. Schizophr Bull 2015;41:892-899.

14. Harvey RC, James AC, Shields GE. A systematic review and network meta-analysis to assess the relative efficacy of antipsychotics for the treatment of positive and negative symptoms in early-onset schizophrenia. CNS Drugs 2016;30:27-39.

15. Leucht S, Corves C, Arbter D, Engel RR, Li C, Davis JM. Second-generation versus first-generation antipsychotic drugs for schizophrenia: a meta-analysis. Lancet 2009;373:31-41.

16. Kinon BJ, Millen BA, Zhang L, McKinzie DL. Exploratory analysis for a targeted patient population responsive to the metabotropic glutamate 2/3 receptor agonist pomaglumetad methionil in schizophrenia. Biol Psychiatry 2015;78:754-762.

17. Zheng W, Zheng YJ, Li XB, Tang YL, Wang CY, Xiang YQ, de Leon J. Efficacy and safety of adjunctive aripiprazole in schizophrenia: meta-analysis of randomized controlled trials. J Clin Psychopharmacol 2016;36:628-636.

18. Galling B, B, Roldán A, Hagi K, Rietschel L, Walyzada F, Zheng W, Cao XL, Xiang YT, Zink M, Kane JM, Nielsen J, Leucht S, Correll CU. Antipsychotic augmentation vs. monotherapy in schizophrenia: systematic review, meta-analysis and meta-regression analysis. World Psychiatry 2017;16:77-89.

19. Andrade C, Kisely S, Monteiro I, Rao S. Antipsychotic augmentation with modafinil or armodafinil for negative symptoms of schizophrenia: systematic review and meta-analysis of randomized controlled trials. J Psychiatr Res 2015;60:14-21.

20. Nolte S, Wong D, Lachford G. Amphetamines for schizophrenia. Cochrane Database Syst Rev 2004;18: CD004964.

21. Silver H, Einoch R, Youdim M, Weinreb O. The role of GABA-A receptor in the synergism between SSRI and antipsychotic in schizophrenia; implications for antipsychotic modes of actions. Curr Med Chem 2013;20:363-370.

22. Rummel C, Kissling W, Leucht S. Antidepressants as add-on treatment to antipsychotics for people with schizophrenia and pronounced negative symptoms: a systematic review of randomized trials. Schizophr Res 2005; 80:85-97.

23. Singh SP, Singh V, Kar N, Chan K. Efficacy of antidepressants in treating the negative symptoms of chronic schizophrenia: meta-analysis. Br J Psychiatry 2010;197: 174-179.

24. Helfer B, Samara MT, Huhn M, Klupp E, Leucht C, Zhu Y, Engel RR, Leucht S. Efficacy and safety of antidepressants added to antipsychotics for schizophrenia: a systematic review and meta-analysis. Am J Psychiatry 2016;173:876-886.

25. Kishi T, Iwata N. Meta-analysis of noradrenergic and specific serotonergic antidepressant use in schizophrenia. Int J Neuropsychopharmacol 2014;17:343-354.

26. Kishi T, Mukai T, Matsuda Y, Moriwaki M, Iwata N. Efficacy and safety of noradrenalin reuptake inhibitor augmentation therapy for schizophrenia: a meta-analysis of double-blind randomized placebo-controlled trials. J Psychiatr Res 2013;47:1557-1563.

27. Zheng W, Xiang YT, Xiang YQ, Li XB, Ungvari GS, Chiu HF, Correll CU. Efficacy and safety of adjunctive topiramate for schizophrenia: a meta-analysis of randomized controlled trials. Acta Psychiatr Scand 2016;134: 385-398.

28. Tiihonen J, Wahlbeck K, Kiviniemi V. The efficacy of lamotrigine in clozapine-resistant schizophrenia: a systematic review and meta-analysis. Schizophr Res 2009; 109:10-14.

29. Veerman SR, Schulte PF, Begemann MJ, Engelsbel F, de Haan L. Clozapine augmented with glutamate modulators in refractory schizophrenia: a review and metaanalysis. Pharmacopsychiatry 2014;47:185-194.

30. Matsuda Y, Kishi T, Iwata N. Efficacy and safety of NMDA receptor antagonists augmentation therapy for schizophrenia: an updated meta-analysis of randomized placebo-controlled trials. J Psychiatr Res 2013;47:2018-2020.

31. Singh SP, Singh V. Meta-analysis of the efficacy of adjunctive NMDA receptor modulators in chronic schizophrenia. CNS Drugs 2011;25:859.885.

32. Aleman A, Lincoln TM, Bruggeman R, Melle I, Arends J, Arango C, Knegtering H. Treatment of negative symptoms: where do we stand, and where do we go? Schizophr Res 2017;186:55 62.

33. Ribeiz SR, Bassitt DP, Arrais JA, Avila R, Steffens DC, Bottino CM. Cholinesterase inhibitors as adjunctive therapy in patients with schizophrenia and schizoaffective disorder: a review and meta-analysis of the literature. CNS Drugs 2010;24:303-317.

34. Nitta M, Kishimoto T, Müller N, Weiser M, Davidson M, Kane JM, Correll CU. Adjunctive use of nonsteroidal anti-inflammatory drugs for schizophrenia: a meta-analytic investigation of randomized controlled trials. Schizophr Bull 2013;39:1230-1241.

35. Zheng W, Cai DB, Yang XH, Ungvari GS, Ng CH, Müller N, Ning YP, Xiang YT. Adjunctive celecoxib for schizophrenia: a meta-analysis of randomized, double-blind, placebo-controlled trials. J Psychiatr Res 2017;92: 139-146.

36. Oya K, Kishi T, Iwata N. Efficacy and tolerability of minocycline augmentation therapy in schizophrenia: a systematic review and meta-analysis of randomized controlled trials. Hum Psychopharmacol 2014;29:483-491.

37. Fusar-Poli P, Berger G. Eicosapentaenoic acid interventions in schizophrenia: meta-analysis of randomized, placebo-controlled studies. J Clin Psychopharmacol 2012;32:179-185.

38. Chen X, Hong Y, Zheng P. Efficacy and safety of extract of Ginkgo biloba as an adjunct therapy in chronic schizophrenia: a systematic review of randomized, double-blind, placebo-controlled studies with meta-analysis. Psychiatry Res 2015;228:121-127.

39. Heringa SM, Begemann MJ, Goverde AJ, Sommer IE. Sex hormones and oxytocin augmentation strategies in schizophrenia: a quantitative review. Schizophr Res 2015;168:603-613.

40. Bratek A, Krysta K, Drzyzga K, Barańska J, Kucia K. The role of selective estrogen receptor modulators in the treatment of schizophrenia. Psychiatr Danub 2016;28 (Suppl-1):45-48.

41. Oya K, Matsuda Y, Matsunaga S, Kishi T, Iwata N. Efficacy and safety of oxytocin augmentation therapy for schizophrenia: an updated systematic review and meta-analysis of randomized, placebo-controlled trials. Eur Arch Psychiatry Clin Neurosci 2016;266:439-450.

42. Williams DR, Bürkner PC. Effects of intranasal oxytocin on symptoms of schizophrenia: a multivariate Bayesian meta-analysis. Psychoneuroendocrinology 2017;75:141-151.

43. Klingberg S, Wölwer W, Engel C, Wittorf A, Herrlich J, Meisner C, Buchkremer G, Wiedemann G. Negative symptoms of schizophrenia as primary target of cognitive behavioral therapy: results of the randomized clinical TONES study. Schizophr Bull 2011;37 Suppl 2:S98-110.

44. Lutgens D, Gariepy G, Malla A. Psychological and psychosocial interventions for negative symptoms in psychosis: systematic review and meta-analysis. Br J Psychiatry 2017;210:324-332.

45. Riehle M, Pillny M, Lincoln TM. Ist Negativsymptomatik bei Schizophrenie überhaupt behandelbar? Ein systematisches Literaturreview zur Wirksamkeit psychotherapeutischer Interventionen für Negativsymptomatik. Verhaltenstherapie 2017;27:199-208.

46. Bellack AS, Mueser KT, Gingerich S, Agresta J. Social skills training for schizophrenia. A step-by-step guide. Guilford Press, London, 1997.

47. Elis O, Caponigro JM, Kring AM. Psychosocial treatments for negative symptoms in schizophrenia: current practice and future directions. Clin Psychol Rev 2013;33: 914-928.

48. Turner DT, van der Gaag M, Karyotaki E, Cuijpers P. Psychological interventions for psychosis: a meta-analysis of comparative outcome studies. Am J Psychiatry 2014;171:523-538.

49. Roder V, Mueller D, Mueser KT, Brenner HD. Integrated psychological therapy (IPT) for schizophrenia: is it effective? Schizophr Bull 2006;32:81-93.

50. Eak SM, Mesholam-Gateley RI, Greenwald DP, Hogarty SS, Keshavan MS. Negative symptom improvement during cognitive rehabilitation. Results from a two-year trial of cognitive enhancement therapy. Psychiatry Res 2013;209:21-26.

51. Cella M, Preti A, Edwards C, Dow T, Wykes T. Cognitive remediation for negative symptoms of schizophrenia: a network meta-analysis. Clin Psychol Rev 2017;52: 43-51.

52. Mueller DR, Khalesi Z, Benzing V, Castiglione CI, Roder V. Does Integrated Neurocognitive Therapy (INT) reduce severe negative symptoms in schizophrenia outpatients? Schizophr Res 2017;188:92-97.

53. Firth J, Cotter J, Elliott R, French P, Yung AR. A systematic review and meta-analysis of exercise interventions in schizophrenia patients. Psychol Med 2015;45:1343-1361.

54. Dauwan M, Begemann MJ, Heringa SM, Sommer IE. Exercise Improves Clinical Symptoms, Quality of Life, Global Functioning, and Depression in Schizophrenia: A Systematic Review and Meta-analysis. Schizophr Bull 2016;42:588-599.

55. Vogel JS, van der Gaag M, Slofstra C, Knegtering H, Bruins J, Castelein S. The effect of mind-body and aerobic exercise on negative symptoms in schizophrenia: A meta-analysis. Psychiatry Res 2019;279:295-305.

56. Girdler SJ, Confino JE, Woesner ME. Exercise as a treatment for schizophrenia: a review. Psychopharmacol Bull 2019;49:56-69.

57. Osoegawa C, Gomes JS, Grigolon RB, Brietzke E, Gadelha A, Lacerda ALT, Dias ÁM, Cordeiro Q, Laranjeira R, de Jesus D, Daskalakis ZJ, Brunelin J, Cordes J, Trevizol AP. Non-invasive brain stimulation for negative symptoms in schizophrenia: an updated systematic review and meta-analysis. Schizophr Res 2018;197:34-44.

58. Wang J, Zhou Y, Gan H, Pang J, Li H, Wang J, Li C. Efficacy towards negative symptoms and safety of repetitive transcranial magnetic stimulation treatment for patients with schizophrenia: a systematic review. Shanghai Arch Psychiatry 2017;29:61-76.

59. Aleman A, Enriquez-Geppert S, Knegtering H, Dlabac-de Lange JJ. Moderate effects of noninvasive brain stimulation of the frontal cortex for improving negative symptoms in schizophrenia: meta-analysis of controlled trials. Neurosci Biobehav Rev 2018;89:111-118.

60. Kim J, Iwata Y, Plitman E, Caravaggio F, Chung JK, Shah P, Blumberger DM, Pollock BG, Remington G, Graff-Guerrero A, Gerretsen P. A meta-analysis of transcranial direct current stimulation for schizophrenia: "Is more better?" Psychiatr Res 2019;110:117-126.

3.3. Klinischer Einsatz moderner Substanzen bei Negativsymptomatik

Antipsychotika stellen gegenwärtig die tragende Säule der Behandlung aller Domänen der Schizophrenie dar [1]. Dabei zeigen sie die höchste Effektstärke in der Behandlung von Positivsymptomen, wenngleich es sich hier in der Bewertung nur um mittelstarke Effekte handelt (☞ Abb. 3.1, hier bei Mehrfacherkrankten).

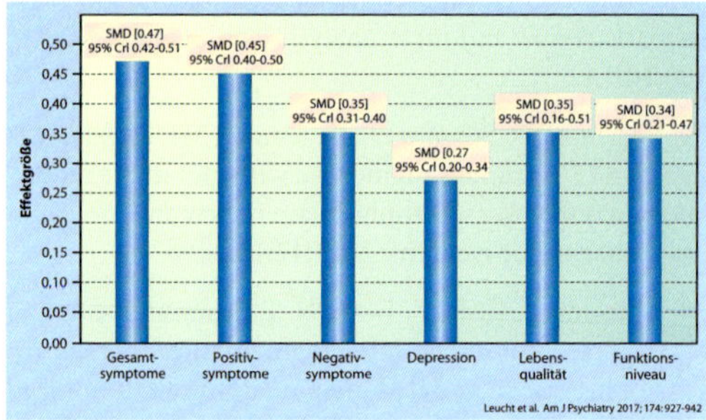

Abb. 3.1: Zusammenfassung verschiedener Antipsychotika bezüglich ihrer Effektstärken versus Placebo bezogen auf unterschiedliche Domänen, wobei nicht zwischen primären und sekundären Negativsymptomen unterschieden wurde. Modif. nach [2]. **SMD**: Standardisierte Mittelwertdifferenz (*Standardized Mean Difference*).

Wie aus den Vorkapiteln deutlich wird, beeinflusst die Negativsymptomatik in besonderem Maße die Lebensqualität und andere "patientenrelevante" *Outcome*-Parameter, wobei das Ansprechen auf die psychopharmakologische Behandlung mit Antipsychotika im Allgemeinen eher dürftig ist. Bis heute gibt es nur wenige methodisch hochwertige Studien oder auch "*Real-World*"-Daten, die sich spezifisch mit dem Phänomen Negativsymptomatik auseinandersetzen. Daher stellt die praktische adäquate Behandlung im Einzelfall, wenn prominente und/oder prädominante, persistierende Negativsymptome (Definition ☞ unten) vorliegen, eine große Herausforderung dar. Negativsymptome können in einem ersten Schritt in sogenannte primäre, also krankheitsimmanente und mit der Diagnose der Schizophrenie selbst assoziierte, und sekundäre Negativsymptome unterschieden werden. In Abb. 3.2 sind mögliche Ursachen für sekundäre Negativsymptome aufgeführt.

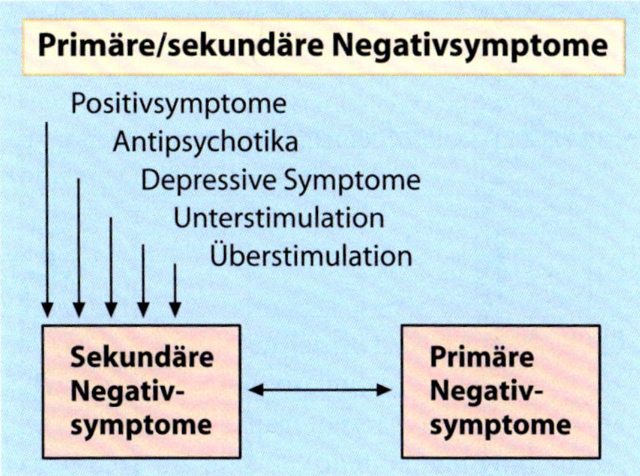

Abb. 3.2: Ursachen für sekundäre Negativsymptome und ihre Wechselwirkung mit primären Negativsymptomen.

In klinischen Studien werden folgende Unterscheidungen von Negativsymptomen vorgenommen [3]:

Prominente Negativsymptome

Ausgeprägte Negativsymptomatik unabhängig von der Ausprägung der Positivsymptomatik.

Prädominante Negativsymptome

Überwiegende Negativsymptome + keine oder nur gering ausgeprägte Positivsymptomatik.

Persistierende Negativsymptome

Vorliegen einer ausgeprägten Negativsymptomatik über mindestens 6 Monate (meist auch weniger ausgeprägte Positivsymptomatik).

Wissenschaftlich erwiesene Empfehlungen zur Behandlung von Negativsymptomen zu geben, ist gerade im Rahmen einer Leitlinienerstellung schwierig (☞ Abb. 3.3).

Allgemein kann man sagen, dass die Evidenzlage SGA gegenüber FGA favorisiert, auch deshalb, weil SGA mit besserem funktionellen Outcome und geringeren kognitiven Nebenwirkungen im Vergleich zu FGA einhergehen.

Die Abb. 3.3 zugrundeliegende Meta-Analyse fand eine Überlegenheit von Amisulprid, Clozapin, Quetiapin und Risperidon bei Negativsymptomatik. Diese Überlegenheit ist jedoch ein typisches Beispiel für eine Beeinflussung bzw. Besserung sekundärer Negativsymptomatik.

Abb. 3.4 zeigt dies als Ergebnis einer Meta-Analyse bei erstmalig schizophren Erkrankten.

Antidepressiva können prinzipiell als *add-on*-Medikamente eingesetzt werden und auch gegen affektive Begleitsymptome der Schizophrenie im Sinne *sekundärer* Negativsymptome wirksam sein. Allerdings gibt es zu Antidepressiva keine Studien und nur eingeschränkte klinische Erfahrungen zur Wirkung bei *primären* Negativsymptomen, zudem fehlt weitgehend ein Modell für die Wirkweise der Kombinationsbehandlung von Antipsychotika mit Antidepressiva.

Sowohl klinisch als auch von der Studienlage her versprechen aktuell die Substanzen Amisulprid und Cariprazin bei primären Negativsymptomen den größten Benefit für schizophren Erkrankte, ohne dabei in der Therapie von Positivsymptomen anderen Antipsychotika signifikant unterlegen zu sein.

- Cariprazin wird in aktuellen Behandlungsalgorithmen zur primären, prädominanten Negativsymptomatik als Mittel der ersten Wahl [6] angesehen.
- Amisulprid wird als Alternative empfohlen bei Nicht-Ansprechen unter Cariprazin oder wenn sich die Gabe aus anderen Gründen wie Unverträglichkeit verbietet.

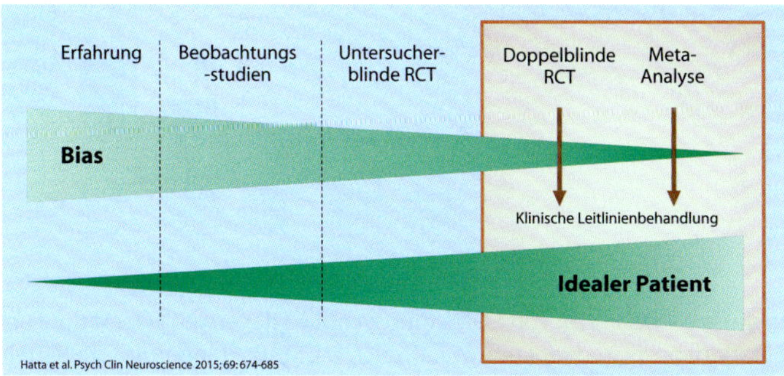

Abb. 3.3: Hierarchisierung verschiedener Studientypen bei einer Leitlinienerstellung. Gerade bei Negativsymptomen bewegt sich die Evidenzlage eher im linken Bereich. Modif. nach [4].

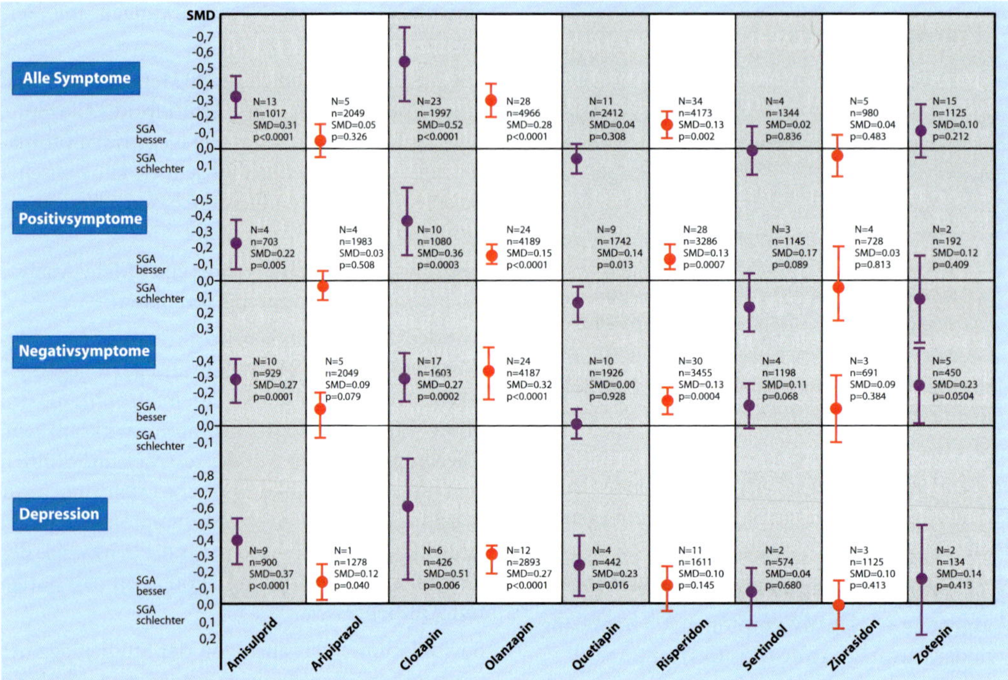

Abb. 3.4: Meta-Analyse zum Wirksamkeitsvergleich verschiedener Antipsychotika. Modif. nach [5]. **SMD**: Standardisierte Mittelwertdifferenz (*Standardized Mean Difference*), **N**: Studienanzahl, **n**: Teilnehmerzahl, **SGA**: Antipsychotika der zweiten Generation. Die Ergebnisse sind signifikant, wenn das Konfidenzintervall nicht mit der x-Achse überlappt.

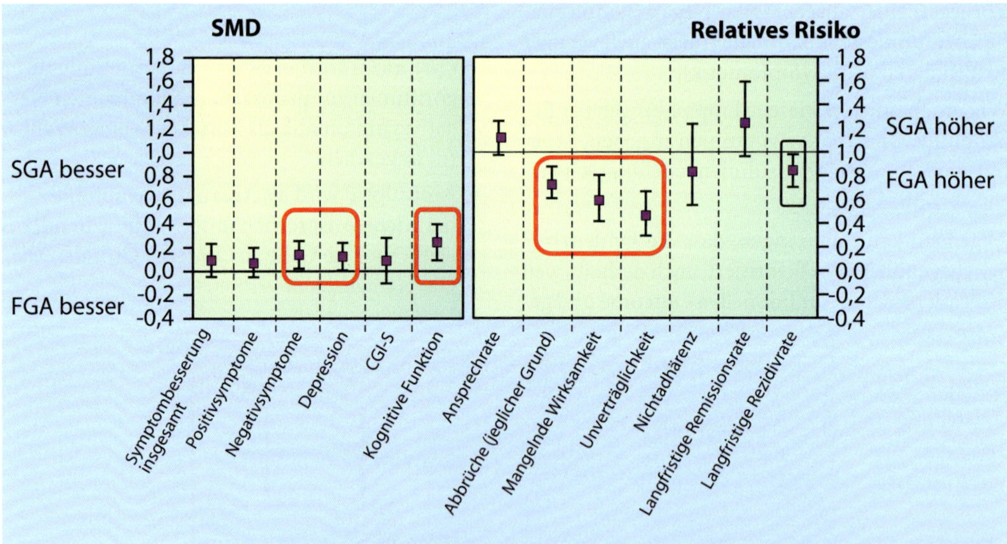

Modif. nach *Zhang J et al. Int J Neuropsychopharmacology 2013; 16: 1205-1218*

Abb. 3.5: Unterschiede der Wirksamkeit von **FGA** (Antipsychotika der ersten Generation) und **SGA** (Antipsychotika der zweiten Generation) bei Ersterkrankten. Modif. nach [7]. **SMD**: Standardisierte Mittelwertdifferenz (*Standardized Mean Difference*).

Weitere Behandlungsschritte könnten bei Nicht-Ansprechen beider Substanzen vorzugsweise Olanzapin, Quetiapin und *Add-on*-Antidepressiva beinhalten. Dabei ist generell eine ausreichende Dauer der Behandlung zu beachten. Eine zumindest geringgradige Besserung (z.B. 20 % in einer einschlägigen Schweregrad-Skala) sollte sich zwar schon nach ca. 2-3 Wochen zeigen, die optimale, maximale Wirkung findet sich allerdings häufig erst nach Monaten.

Aripiprazol wurde bislang nicht direkt gegen Cariprazin geprüft, auch nicht in einer primär negativsymptomatischen Population schizophren Erkrankter.

Wie bereits ausgeführt, handelt es sich bei den meisten klinischen Studien zur pharmakologischen Behandlung von Negativsymptomen um Subanalysen in Akutphasen der Schizophrenie mit ausgeprägten Positivsymptomen. Dabei wird weder zwischen primären und sekundären Negativsymptomen noch zwischen den Subdomänen "expressive Defizite" einschließlich affektiver Verflachung und "Avolition/Amotivation" einschließlich aktiver Vermeidung sozialer Interaktionen unterschieden.

Eine wissenschaftlich bislang nicht beantwortete, aber klinisch häufig relevante Frage ist die, ob bei ausgeprägten Negativsymptomen eine Kombinationsbehandlung mit Antipsychotika erfolgen soll, also die Zugabe eines weiteren Antipsychotikums oder eine Umstellung auf ein anderes Antipsychotikum. Wenn die zweite Möglichkeit erwogen wird, soll überlappend oder abrupt umgestellt werden?

Klinisch wird man – wenn immer vertretbar – ein langsames Überlappen aus Sicherheitsgründen bevorzugen. Eine Meta-Analyse zu diesem Thema (☞ Abb. 3.6) zeigt allerdings, dass eine schnelle Umstellung zu keiner Exazerbation von Positiv- und Negativsymptomen führt. Dennoch würden wir aus eigener praktischer Erfahrung nicht dazu raten, da bei schnellem Switch nicht selten mit Exazerbationen der psychotischen Symptomatik gerechnet werden muss. Dies wurde möglicherweise anhand der in Abb. 3.5 gezeigten Meta-Analyse so nicht gefunden, weil Umsetzungen bei ähnlichen Präparaten (z.B. von Quetiapin auf Olanzapin oder Amisulprid auf Risperidon) unproblematischer sind als z.B. von Olanzapin auf Aripiprazol.

Entscheidend ist aber, Positivsymptome einer Schizophrenie so früh und konsequent wie möglich zu behandeln, da diese Strategie die Entwicklung von Negativsymptomen zumindest partiell (sekundäre Negativsymptome) verhindern kann.

Andererseits sind initiale Negativsymptome oft nur schwer zu detektieren, gerade auch im Vergleich zu Positivsymptomen, so dass die Dauer einer unbehandelten Schizophrenie verlängert wird und sich damit die Prognose verschlechtert.

Im Einzelfall sollte diejenige antipsychotische Medikation gewählt werden, die die beste Balance zwischen Wirkung und Nebenwirkungen verspricht oder aufweist. Sie sollte so niedrig wie möglich, aber dennoch so dosiert werden, dass Positivsymptome suffizient behandelt sind.

Wenn Negativsymptome auch über eine akute Episode hinaus bestehen, sollten EPMS (insbesondere Bradykinesie) und depressive Syndrome evaluiert und, falls vorhanden, entsprechend behandelt werden.

- Umweltfaktoren wie Institutionalisierung oder mangelnde psychosoziale Stimulation, die dazu beitragen könnten, sollen exploriert und ggf. behandelt werden.
- Bei einer eventuellen Kombinationsbehandlung mit Antidepressiva sollten pharmakokinetische und -dynamische Interaktionen beachtet werden.
- Es gibt nur wenige Antipsychotika, die jenseits der Besserung sekundärer Negativsymptome eine nachgewiesene Wirkung haben. Zu diesen gehört in erster Linie Cariprazin, außerdem Amisulprid und möglicherweise als *add-on* Aripiprazol. Olanzapin und Quetiapin sind weitere nachrangige Optionen.

☞ auch Empfohlener Behandlungsalgorithmus in Abb. 3.7

	Sofortiger Abbruch		Allmählicher Abbruch			Risk Ratio
Studie oder Subgruppe	Ereignisse	Total	Ereignisse	Total	Weight	M-H, Random, 95% CI
1.1.1 Studienabbruch aus allen Gründen						
Casay 2003	32	104	35	104	18.7%	0.91 (0.62, 1.36)
Ganguli 2008	10	40	11	39	5.4%	0.89 (0.43, 1.85)
Lee 2002	9	54	7	54	3.5%	1.29 (0.52, 3.20)
Pae 2009	23	31	14	29	15.7%	1.54 (1.00, 2.36)
Stip 2010	6	18	5	18	3.0%	1.20 (0.45, 3.23)
Takeuchl 2016	0	15	3	18	0.3%	0.17 (0.01, 3.05)
Weiden 2003	12	35	11	39	6.3%	1.22 (0.62, 2.40)
Weiden 2003a	9	34	5	36	3.0%	1.91 (0.71, 5.12)
Weiden 2003b	3	17	5	20	1.8%	0.71 (0.20, 2.53)
Weiden 2003c	82	260	73	240	42.3%	1.04 (0.80, 1.35)
Weiden 2014		608		597	100%	1.10 (0.93, 1.30)
Subtotal (95% CI)						
Gesamtereignisse	186		169			
Heterogenität: Tau² = 0.00; Chl² = 7.27, df = 9 (P=0,61; I² = 0%						
Test auf Gesamteffekt: Z = 1.07 (P = 0.29)						
1.1.2 Studienabbruch wegen Ineffektivität						
Casay 2003	10	104	10	104	53.0%	1.00 (0.43, 2.30)
Ganguli 2008	2	40	0	39	4.1%	4.88 (0.24, 98.47)
Lee 2002	0	54	0	54		nicht bestimmbar
Pae 2009	3	31	0	29	4.3%	6.56 (0.35, 121.80)
Stip 2010	1	18	0	18	3.7%	3.00 (0.13, 69.09)
Takeuchl 2016	0	15	0	18		nicht bestimmbar
Weiden 2003	1	35	2	39	6.6%	0.56 (0.05, 5.88)
Weiden 2003a	2	34	1	36	6.6%	2.12 (0.20, 22.30)
Weiden 2003b	0	17	0	20		nicht bestimmbar
Weiden 2003c	4	260	5	240	21.7%	0.74 (0.20, 2.72)
Weiden 2014		608		597	100%	1.14 (0.62, 2.09)
Subtotal (95% CI)						
Gesamtereignisse	23		18			
Heterogenität: Tau² = 0.00; Chl² = 3.86, df = 6 (P=0,70; I² = 0%						
Test auf Gesamteffekt: Z = 0.43 (P = 0.67)						
1.1.2 Studienabbruch wegen Unverträglichkeit						
Casay 2003	6	104	10	104	15.5%	0.60 (0.23, 1.69)
Ganguli 2008	2	40	6	39	7.1%	0.33 (0.07, 1.51)
Lee 2002	1	54	1	54	2.4%	1.00 (0.06, 15.68)
Pae 2009	12	31	6	29	19.6%	1.87 (0.81, 4.33)
Stip 2010	0	18	1	18	1.8%	0.33 (0.01, 7.68)
Takeuchl 2016	0	15	3	18	2.1%	0.17 (0.01, 3.05)
Weiden 2003a	3	35	3	39	7.1%	1.11 (0.24, 5.17)
Weiden 2003b	2	34	0	36	2.0%	5.29 (0.26, 106.27)
Weiden 2003c	0	17	1	20	1.8%	0.39 (0.02, 8.97)
Weiden 2014	39	260	25	240	40.5%	1.44 (0.90, 2.31)
Subtotal (95% CI)		608		597	100%	1.08 (0.70, 1.66)
Gesamtereignisse	65		56			
Heterogenität: Tau² = 0.066; Chl² = 10.30, df = 9 (P=0,33; I² = 13%						
Test auf Gesamteffekt: Z = 0.35 (P = 0.72)						

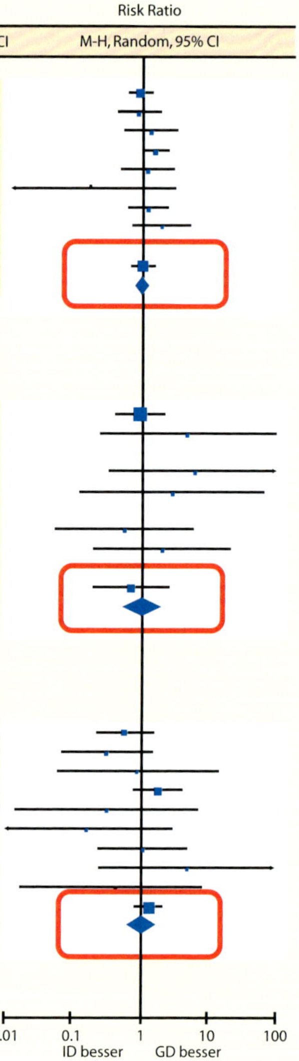

- Keine Unterschiede zwischen diesen zwei Methoden (alle p>0.05):
  - Positivsymptome
  - Negativsymptome
  - Ineffektivität
  - Nebenwirkungen gesamt

Takeuchi et al. Schizophr Bull 2017; 43: 862-871

Abb. 3.6: Unterschiedliche Absetz-/Umsetzstrategien: langsam versus schnell, z.B. bei unzureichender Wirkung auf Negativsymptome. Modif. nach [8].

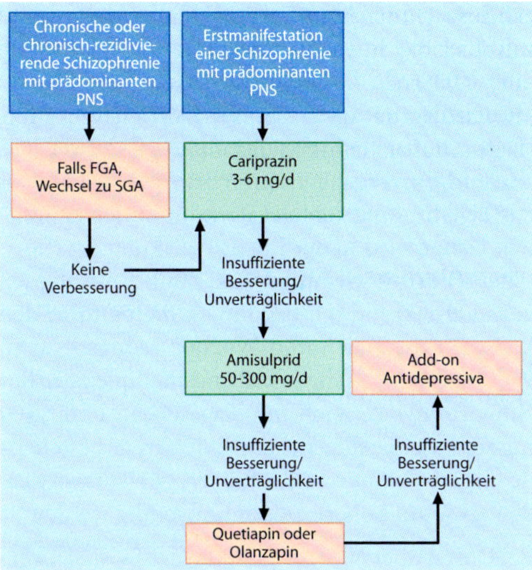

Abb. 3.7: Empfohlener Behandlungsalgorithmus bei persistierenden Negativsymptomen basierend auf Meta-Analysen, systematischen Reviews und neuesten Studien. **PNS**: persistierende Negativsymptome, **FGA**: Antipsychotika der ersten Generation, **SGA**: Antipsychotika der zweiten Generation.

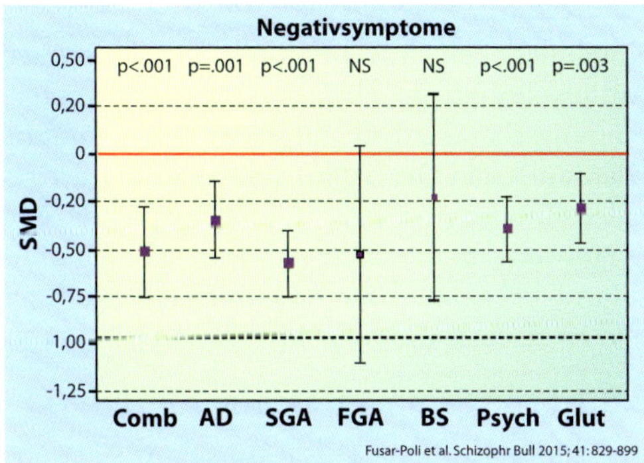

Abb. 3.8: Effektstärken verschiedener Behandlungsoptionen bei Negativsymptomatik. **Comb**: Vor allem Kombination aus SGA und AD oder SGA und Psych, **AD**: Antidepressiva (v.a. Mirtazapin), **SGA**: Antipsychotika der zweiten Generation, **FGA**: Antipsychotika der ersten Generation, **BS**: Neurostimulation (z.B. Transkranielle Magnetstimulation, TMS), **Psych**: Psychologische Therapie (spezifische Therapien), **Glut**: Glutamaterge Medikation.

3.3.1. Amisulprid

3.3.1.1. Kurzbeschreibung

Amisulprid ist ein substituiertes Benzamid (wie Sulpirid und Tiaprid) und ein SGA mit selektiver, fast ausschließlicher Bindung an D_2-artigen Dopamin-Rezeptoren ($D_2 = D_3 > D_4$) mit überwiegender Anreicherung im mesolimbischen und tuberoinfundibulären, weniger im nigrostriatalen System mit gut belegter Wirksamkeit bei Schizophrenie, auch bei prädominanter primärer Negativsymptomatik. Diese Substanz wird ausschließlich renal eliminiert und führt potentiell zu einer problematischen Hyperprolaktinämie und zu einer QTc-Verlängerung.

3.3.1.2. Pharmakodynamik

Amisulprid führt zu einer selektiven Blockade D_2-artiger Rezeptoren ohne nachweisbare Affinität zu D_1-artigen (D_1- und D_5-) Rezeptoren (☞ Abb. 3.9). Eine 5-HT_7-antagonistische Wirkung, die als Ursache des antidepressiven Effekts angesehen werden könnte, wird zwar diskutiert, ist aber nicht bewiesen. Bislang wurde keine weitere Bindung an anderen nichtdopaminergen Rezeptoren gefunden, insbesondere keine antihistaminergen, keine anticholinergen oder antiadrenergen Wirkungen, aber auch kein Antagonismus an 5-HT_{2A}- und 5-HT_{1A}-Rezeptoren. Die Wirkung bei Negativsymptomen und Depression unter niedriger Dosierung kommt vermutlich durch Inhibition präsynaptischer Dopaminrezeptoren mit Steigerung der dopaminergen Transmission zustande.

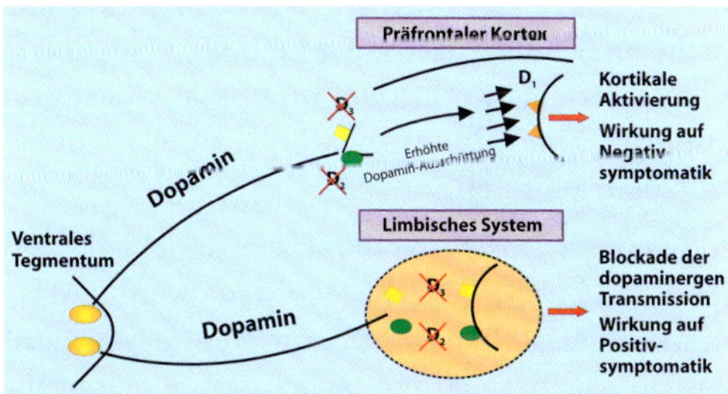

Abb. 3.9: Putativer dopaminerger Wirkmechanismus von Amisulprid.

3.3.1.3. Pharmakokinetik

Die maximale Serumkonzentration liegt ca. 2 Stunden nach oraler Einnahme vor; die Halbwertszeit beträgt 12-20 Stunden bei einer Bioverfügbarkeit von 33-45 %. Amisulprid sollte möglichst nicht mit kohlenhydratreicher Nahrung eingenommen werden, da sonst die Absorption erheblich eingeschränkt wird. Infolge der rein renalen Elimination existieren keine pharmakologisch aktiven Metaboliten. Bei Nierenfunktionsstörung ist eine entsprechende Anpassung der Dosis notwendig (schweregradabhängig Reduktion um 50-70 %). Als Faustregel gilt, bei einer Kreatinin-Clearance von 30-60 ml/min die Dosis zu halbieren und bei einer Kreatinin-Clearance von 10-30 ml/min diese zu dritteln. Bei Werten darunter sollte Amisulprid nicht mehr eingesetzt werden [9].

Aufgrund der relativ kurzen Halbwertszeit ist mindestens bei Dosen über 200 mg tgl. eine zweimalige tägliche Gabe anzustreben, wobei erst bei Tagesgesamtdosen über 600 mg eine höhere Dosis am Abend/zur Nacht erfolgen sollte.

3.3.1.4. Nebenwirkungen

Eine Hyperprolaktinämie ist genauso wie die insgesamt seltenen EPMS dosisabhängig. Obwohl insbesondere bei Patientinnen zum Teil hohe Prolaktin-Anstiege festgestellt werden (bevor Plasmaspiegel von Amisulprid bestimmt werden konnten, wurde der Prolaktinspiegel sogar gelegentlich als Compliance-Maß genommen), korrelieren diese nicht immer mit entsprechenden subjektiven Nebenwirkungen. Mit einer Hyperprolaktinämie assoziierte Nebenwirkungen sind Galaktorrhoe, Amenorrhoe, andere Zyklusstörungen, Gynäkomastie und Gynäkodynie sowie erektile Dysfunktion. Bei Langzeiteinnahme von Amisulprid gibt es ein Plateau der Prolaktinspiegel bei konstanter Dosierung. Eine mögliche Amenorrhoe sollte nicht zur Schlussfolgerung führen, dass eine Infertilität oder eine Kontrazeption durch Amisulprid vorliegt. Eine Schwangerschaft kann nämlich trotzdem auftreten.

In niedriger Dosierung wirkt Amisulprid aktivierend und kann zu Akathisie führen. Wenn Dyskinesien oder andere EPMS auftreten, dann meist bei Dosen über 400 mg täglich. Ein Transaminasen-Anstieg findet sich trotz renaler Elimination gelegentlich, allerdings seltener als unter anderen Antipsychotika wie z.B. die Trizyklika.

3.3.1.5. Besonderheiten bei der Behandlung der Negativsymptomatik

Hier ist zu beachten, dass Amisulprid in niedrigen Dosierungen (nämlich 50-300 mg tgl., eher sogar nur bis 100 mg tgl.) antidepressive Eigenschaften hat, die unter anderem auch in der *off-label*-Indikation einer Dysthymie und *double depression* Beachtung findet. Amisulprid hat neben der offiziellen Indikation "akute und chronische schizophrene Störungen" auch eine bei primärer Negativsymptomatik mit Affektverflachung, emotionalem und sozialem Rückzug. In der klinischen Praxis ergibt sich häufig die Herausforderung, die adäquate Dosierung zu finden, um eine Exazerbation positiv-psychotischer Symptome einerseits zu vermeiden und andererseits eine möglichst niedrige Dosis zur Bekämpfung von Negativsymptomen zu wählen. Daher wird in der Praxis bei akuter psychotischer (Positiv-)Symptomatik häufig mit Dosen von 600-800 mg tgl. begonnen, die dann in den kommenden Tagen und Wochen reduziert wird. Wenn es gelingt, eine Erhaltungstherapie oder Rezidivprophylaxe auch mit Tagesdosen unter 400 mg zu bewerkstelligen, kann eine bereits bestehende Negativsymptomatik effektiver behandelt werden als wenn höhere Dosen notwendig werden.

Bei Dosen über 600 mg tgl. sollte der Dosisschwerpunkt bei mehrmaliger Anwendung am Tag auf den Abend gelegt werden. Interessanterweise ist die antriebssteigernde Wirkung nur bis 400-600 mg tgl. zu bemerken; höhere Dosen wirken eher vigilanzneutral oder führen sogar zur Sedierung, was interindividuell unterschiedlich und im Einzelfall schwer prädizierbar ist.

Kombinationen mit hepatisch metabolisierten Antipsychotika, die eher eine breitere Rezeptorbindungscharakteristik aufweisen (z.B. Clozapin, Olanzapin und Quetiapin) sind aufgrund der renalen Elimination relativ unproblematisch. So gibt es Hinweise für eine Wirkverstärkung durch Amisulprid bei sekundärer Negativsymptomatik als *add-on* zu einer Clozapin-Medikation [11].

3.3.1.6. Zusammenfassung Amisulprid

Amisulprid ist ein selektiver Antagonist an D_2-artigen Rezeptoren mit ursächlich nicht vollständig aufgeklärter lokaler Bindungspräferenz und geringem Sedierungsrisiko. EMPS treten im Allgemeinen nur bei hohen Dosen auf. Aufgrund fehlender orthostatischer Nebenwirkungen ist eine rasche Aufdosierung möglich. Amisulprid weist keine hepatische Metabolisierung auf. Es gibt zunehmende Signale für eine QTc-Verlängerungen und *Torsade-de-points*, v.a. bei Überdosierung. Es findet sich typischerweise nur eine geringe Gewichtszunahme; allerdings häufig bereits unter niedrigen Dosen aufgrund der schlechten Hirngängigkeit (Hypophyse liegt außerhalb der Blut-Hirn-Schranke) eine Hyperprolaktinämie mit Gynäkomastie, Galaktorrhoe, sexuellen Funktionsstörungen, aber auch mit Osteoporose und erhöhtem Thromboembolierisiko. Ein erhöhtes Risiko für Mammakarzinome und Hypophysenadenome wurde bislang nicht gefunden. Bei Beurteilung von Leitlinien und Meta-Analysen ist zu beachten, dass Amisulprid – im Gegensatz zu Cariprazin – in den USA nicht zugelassen ist.

3.3.2. Cariprazin

3.3.2.1. Kurzbeschreibung

Cariprazin ist ein partieller Agonist an D_2- und D_3-Dopaminrezeptoren mit bis zu zehnfach höherer Affinität zu D_3- als zu D_2-Rezeptoren.

Dabei weist Cariprazin eine etwas geringere intrinsische Aktivität an D_2-Rezeptoren als Aripiprazol auf. Alle Antipsychotika binden *in vitro* am D_3-Rezeptor, aber Cariprazin hat eine höhere Affinität als Dopamin selbst, weshalb es der einzige partielle Agonist sowohl *in vitro* als auch *in vivo* beim Menschen ist.

Die präferentielle Bindung an D_3-Rezeptoren könnte eine günstige Wirkung auf Negativsymptome und kognitive Störungen bedingen.

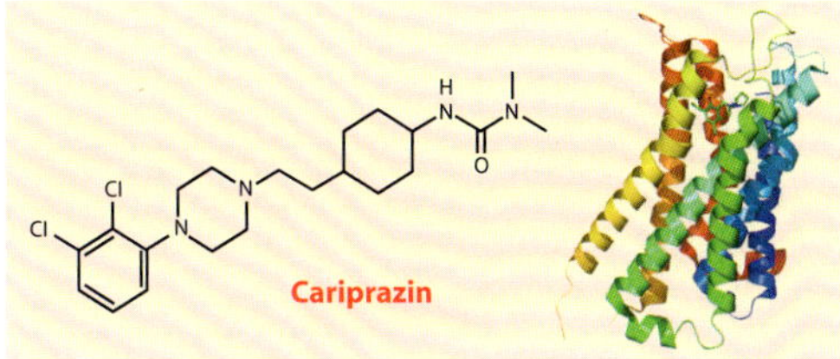

Abb. 3.10: Strukturformel von Cariprazin und dreidimensionale Darstellung.

3.3.2.2. Pharmakodynamik

Als partieller Dopamin-Agonist (wie Aripiprazol und Brexpiprazol, das in Deutschland und Österreich nicht erhältlich ist) reduziert Cariprazin theoretisch den dopaminergen *Output*, wenn intrasynaptische Dopaminkonzentrationen hoch sind, woraus sich die antipsychotischen Eigenschaften bei Positivsymptomen ableiten. Die präferentielle Bindung an D_3-Rezeptoren, die einem funktionellen Antagonismus entspricht, könnte theoretisch zu einer Verbesserung der Negativsymptomatik, eventuell auch kognitiver und affektiver Symptome, führen (☞ Abb. 3.11+3.12).

Cariprazin ist zur Behandlung der Schizophrenie ohne behördliche Einschränkungen auf bestimmte Symptom-Domänen zugelassen und hat in Deutschland vom gemeinsamen Bundesausschuss einen Zusatznutzen für die Behandlung der Negativsymptomatik erhalten. Es ist außerdem ein partieller Agonist an $5\text{-}HT1_A$-Rezeptoren und ein

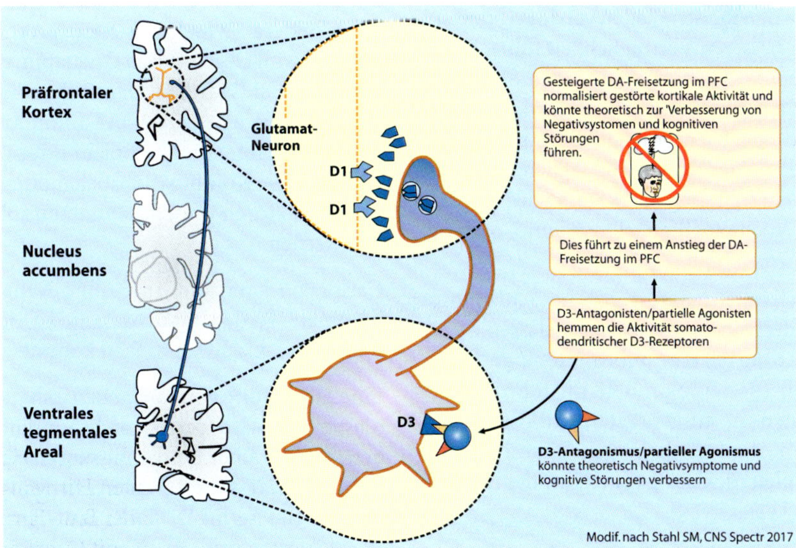

Abb. 3.11: Potentielle funktionelle Bedeutung des D_3-Antagonismus bei Schizophrenie. Modif. nach [10].

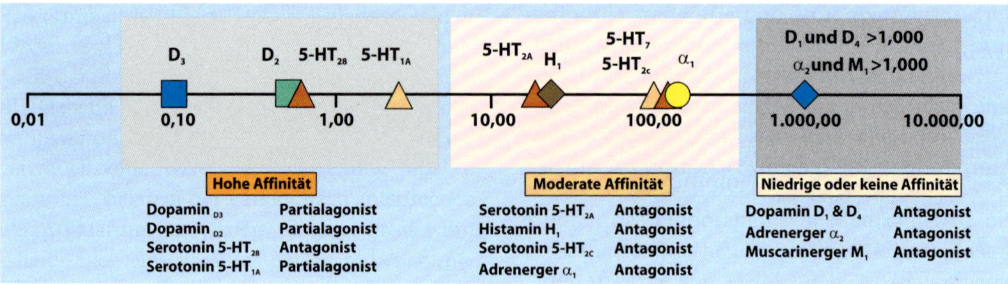

Abb. 3.12: Rezeptoraffinitätsprofil von Cariprazin (sog. Ki-Werte). Je höher die Ki-Werte sind, desto geringer ist die Rezeptoraffinität.

Antagonist an 5-HT2B-Rezeptoren mit jeweils hoher Bindungsaffinität (☞ Abb. 3.12). Daraus lässt sich eine potentielle Wirkung bei Angstsymptomatik ableiten. Schließlich könnte sich klinisch die antagonistische Wirkung an 5-HT2A-Rezeptoren, eine Ähnlichkeit zu Aripiprazol, Risperidon und Olanzapin, ableiten lassen.

Außerdem hat es in den USA bereits eine Zulassung für akute Manie und für den affektiven Mischzustand bei bipolarer Störung. Zum Zeitpunkt der Drucklegung dieses Buches liefen Studien auch bei therapieresistenter Depression als *add-on*-Behandlung und in anderen Indikationen wie BPSD (*behavioral and psychological symptoms of dementia*, Verhaltensstörungen bei Demenz).

Positivsymptome sprechen häufig bereits in der ersten Woche der Einnahme an, wobei ein einschleichendes Vorgehen, also ein langsames Aufdosieren die initiale Unruhe (Akathisie-ähnliche Symptomatik) in den meisten Fällen verringert und somit zu einer besseren Verträglichkeit führt. Somit wird der Beginn wegen der fehlenden Sedierung und möglichen initialen Unruhe als Morgengabe mit 1,5 mg täglich empfohlen. Eine Dosiserhöhung kann entweder schnell, z.B. täglich oder alle 2 Tage, oder eher langsam mit Dosisschritten nur einmal pro Woche auf die Zieldosis von 3-6 mg tgl. vorgenommen werden.

1,5 mg täglich ist nach Studienlage bei Schizophrenie die mindestwirksame Dosis, zugelassen ist die Substanz bis 6 mg tgl. Eine publizierte akute, versehentliche Überdosierung mit 48 mg führte bei einem Patienten zu ausgeprägten orthostatischen Beschwerden, die jedoch innerhalb von 24 Std. wieder komplett rückläufig waren, wie der Hersteller mitteilte [12].

Nebenwirkungen können auch noch Tage bis Wochen nach einer Dosiserhöhung auftreten, da die Halbwertszeit der zwei, auch klinisch wirksamen Hauptmetaboliten, lang ist.

Andererseits hat dies den möglichen positiven Begleiteffekt, dass vergessene Einzeldosen sich nicht so schnell im Sinne einer Exazerbation der Symptomatik auswirken. Die Entwicklung eines "oralen Depots" mit z.B. einmal wöchentlicher Einnahme wäre deshalb auch vorstellbar.

3.3.2.3. Pharmakokinetik

Die maximale Serumkonzentration der Muttersubstanz tritt 3-6 Stunden nach der Einnahme auf. Ihre Halbwertszeit beträgt 1-2 Tage, die der aktiven Metaboliten Desmethyl- (DCAR) und Didesmethylcariprazin (DDCAR) bis zu 3 Wochen bei einer Bioverfügbarkeit von ca. 50 %. Die Metabolisierung ist überwiegend hepatisch über Phase I, insbesondere Cytochrom P450 3A4. Es gibt jedoch, z.B. im Gegensatz zu Quetiapin, einen *escape pathway* über CYP 2D6. Dennoch muss bei gleichzeitiger Gabe eines CYP-3A4-Inhibitors ggf. eine Dosisreduktion von Cariprazin um ca. die Hälfte erfolgen. Die Kombinationsbehandlung mit CYP-3A4-Induktoren wie Carbamazepin sollte vermieden werden.

Cariprazin kann mit oder ohne Nahrung aufgenommen werden, ohne dass es zu signifikanten Plasmaspiegelschwankungen kommt.

Eine Einstellung von Cariprazin anhand von Plasmaspiegeln wird derzeit nicht empfohlen. Diese betragen bei einer Einnahme von Cariprazin 6 mg tgl. im *steady-state* 10-20 ng/ml Muttersubstanz und 50-100 ng/ml DDCAR. Bislang gibt es keine Verfügbarkeit von Cariprazin als intramuskuläres Depot-Präparat.

3.3.2.4. Nebenwirkungen

Am häufigsten kommt anhand der Studienlage, aber auch bestätigt durch den klinischen Einsatz insbesondere in der Aufdosierungsphase Akathisie bzw. psychomotorische Unruhe vor (13). Diese kann durch langsames Einschleichen verringert oder ganz vermieden werden. Eine weitere Methode, Unruhe/Akathisie initial in den Griff zu bekommen, ist die parallele vorübergehende Gabe von Benzodiazepinen, z.B. Lorazepam, das unterschiedlich dosiert werden kann. Bewährt hat sich oft – gerade unter stationären Bedingungen – die über den Tag verteilte Gabe von 0,5-0,5-0,5-1 mg. Beta-Blocker (z.B. Propranolol bis zu 3 x 80 mg tgl.) können sich auch vorteilhaft bei Bewegungsunruhe (Akathisie) auswirken, sie helfen jedoch nicht gegen eine psychische Angstkomponente und sind aufgrund der möglichen Bradykardie und Hypotonie nicht für alle Patienten verträglich. Bei den Benzodiazepinen sollte man jedoch das Ausschleichen im Verlauf im Auge behalten, da sonst Absetzphänomene drohen. Nicht alle Patienten entwickeln diese Unruhe, selbst bei schneller Aufdosierung. Weitere extrapyramidalmotorische Nebenwirkungen können theoretisch zwar auftreten, sind jedoch selten. Die meisten metabolischen Nebenwirkungen traten in Studien auf Placebo-Häufigkeitsniveau auf, eine geringfügige, dosisabhängige Gewichtszunahme fand sich gelegentlich. Der *in vitro* festgestellte H_1-Rezeptorantagonismus ist anscheinend *in vivo* zu gering, um zu signifikanter und klinisch relevanter Sedierung und höherer Gewichtszunahme zu führen.

Aufgrund des Rezeptorprofils ist ein günstiges kardiovaskuläres Risikoniveau zu erwarten. Es existieren jedoch bislang nur begrenzte Erfahrungen, weshalb Vorsicht geboten ist und regelmäßige Kontrollen (Kreatinkinase, EKG) sinnvoll sind.

3.3.2.5. Besonderheiten bei der Behandlung der Negativsymptomatik

Cariprazin kann bei Patienten mit Schizophrenie prinzipiell in allen Krankheitsstadien, bei verschiedenen Symptomdomänen und Schweregraden eingesetzt werden. Bei akuter Eigen- oder Fremdgefährdung, ausgeprägter Aggressivität und psychomotorischer Erregung sollte jedoch auf in diesen Situationen bewährten Präparate zurückgegriffen werden.

Aufgrund der initialen Antriebssteigerung mit möglicher Unruhe wird ein Einschleichen von Cariprazin bei akuter Exazerbation empfohlen. Immer wieder wird jedoch auch von guter Verträglichkeit berichtet, wenn nicht mit 1,5 mg tgl., sondern 3,0 mg tgl. begonnen wird.

	Amisulprid	Cariprazin
EPMS	+ (selten, dosisabhängig)	0/+ (initial, meist als Akathisie)
Prolaktinspiegel ↑	+++	0
Orthostase	0 (erst bei Überdosierung)	0 (erst bei Überdosierung)
QTc-Verlängerung	++	? (potentiell möglich)
Renale Ausscheidung	+	0
Hepatische Metabolisierung	0	CYP 3A4, weniger 2D6
Einschleichen der Dosierung	nicht notwendig	oft sinnvoll
Dosierung	50-300 mg tgl., für Positivsymptome 400-800 mg tgl.	3-6 mg tgl.; Start meist mit 1,5 mg tgl. über 2-4 Tage
Einnahmezeitpunkte	2 mal tgl.	1 mal tgl.
Wirkung auf Positivsymptome	++	+(+)
Wirkung auf Negativsymptome	primär, prädominant	primär, persistierend, prädominant, prominent
Depot vorhanden	0	0

Tab. 3.1: Unterschiede und Gemeinsamkeiten von Amisulprid und Cariprazin bei der Behandlung von Negativsymptomen. **EPMS**: extrapyramidal-motorische Symptome, **CYP**: Cytochrom p450.

Antipsychotikum	Hauptcharakteristika bei Negativsymptomatik
FGA	Können aufgrund von EPMS, Verschlechterung von Negativsymptomen, sozialem Rückzug und kognitiver Einschränkung die sog. *patient-related outcomes* wie Alltagsfunktionalität und Lebensqualität reduzieren
SGA	Geringere kognitive Einschränkungen und besserer funktioneller Outcome
Amisulprid	Nachgewiesene Wirkung auf primäre, prädominante Negativsymptome; kombiniert antipsychotisch-antidepressive Wirkung könnte bei sekundären Negativsymptomen helfen
Olanzapin	Wirksamer als Haloperidol bezüglich sekundärer Negativsymptome
Quetiapin	Wirksamer als Risperidon auf sekundäre Negativsymptome, nicht jedoch auf Positivsymptome
TGA	Vorteile bei affektiven Symptomen
Cariprazin	• Wirksamer als Risperidon auf primäre, prädominante, prominente, persistierende Negativsymptome • Wirksamer als Risperidon bzgl. Lebensqualität und funktioneller Alltagsparameter

Tab. 3.2: Zusammenfassung Antipsychotika (FGA, SGA und TGA) bei Negativsymptomatik (nach [6]). **FGA**: Antipsychotika der ersten Generation, **SGA**: Antipsychotika der zweiten Generation. **TGA**: Antipsychotika der dritten Generation, **EPMS**: extrapyramidal-motorische Symptome.

Im Unterschied zu Amisulprid scheint bei Cariprazin eine Dosiserhöhung sowohl mit einer stärkeren Wirkung auf Positiv- als auch Negativsymptome einherzugehen. Durch diese Dosis-Wirkungs-Beziehung, die man z.B. bei Aripiprazol auch bei Positivsymptomen nicht zuverlässig findet, fällt der klinische Umgang mit der Substanz für die Behandler leichter.

Zur Verlaufsbeobachtung und Schweregradbeurteilung können auch EPMS-Skalen eingesetzt werden, um Symptome systematisch zu erfassen. Dies hat sich im psychiatrisch-klinischen Alltag jedoch kaum durchgesetzt. Meist wird nach den die Patienten beeinträchtigenden Symptomen offen gefragt und auf spontan vorgetragene Beschwerden reagiert.

3.3.2.6. Zusammenfassung Cariprazin

Cariprazin ist ein partieller Agonist an D_2- und D_3-Rezeptoren mit gleichzeitiger Bindung auch an verschiedenen Serotonin-Rezeptoren. Die Affinität für D_3-Rezeptoren ist dabei 10-fach höher als für D_2-Rezeptoren. Gerade die hohe Affinität zum D_3-Rezeptor unterscheidet es von den anderen beiden gegenwärtig erhältlichen partiellen Dopamin-Agonisten (neueste SGA oder Antipsychotika der 3. Generation, TGA), Aripiprazol und Brexpiprazol, welches in Deutschland und Österreich nicht erhältlich ist.

Cariprazin hat ein günstiges metabolisches Nebenwirkungsprofil und eine Wirksamkeit bei Schizophrenie mit besonderem Schwerpunkt auf Negativsymptomen und eventuell auch affektiven und kognitiven Einschränkungen.

Literatur

1. Tandon R. Antipsychotics in the treatment of schizophrenia: an overview. J Clin Psychiatry 2011; 72 Suppl 1:4-8.

2. Leucht S, Leucht C, Huhn M et al. Sixty years of placebo-controlled antipsychotic drug trials in acute schizophrenia: systematic review, Bayesian meta-analysis, and meta-regression of efficacy predictors. Am J Psychiatry 2017;174(10)927-942.

3. Marder SR, Alphs L, Anghelescu IG et al. Issues and perspectives in designing clinical trials for negative symptoms in schizophrenia. Schizophr Res 2013;150(2-3): 328-333.

4. Hatta K. Practical pharmacotherapy for acute schizophrenia patients. Psychiatry Clin Neurosci 2015;69 (11):674-685.

5. Leucht S, Corves C, Arbter D et al. Second-generation versus first-generation antipsychotic drugs for schizophrenia: a meta-analysis. Lancet 2009;373:31-41.

6. Cerveri G, Gesi C, Mencacci C. Pharmacological treatment of negative symptoms in schizophrenia: update and proposal of a clinical algorithm. Neuropsychiatr Dis Treat 2019; 15:1525-1535.

7. Zhang JP, Gallego JA, Robinson DG et al. Efficacy and safety of individual second-generation vs. first-generation antipsychotics in first-episode psychosis: a systematic review and meta-analysis. Int J Neuropsychopharmacol 2013;16(6):1205-1218.

8. Takeuchi H, Thiyanavadivel S, Agid O et al. Rapid vs. slow antipsychotic initiation in schizophrenia: a systematic review and meta-analysis. Schizophr Res 2018; 193:29-36.

9. Benkert O, Hippius H (Eds.) Kompendium der Psychiatrischen Pharmakotherapie. Springer-Verlag, Heidelberg, 12. Auflage (2019).

10. Stahl SM. Mechanism of action of cariprazine. CNS Spectr 2016;21(2):123-127.

11. Barnes TRE, Leeson V, Paton C et al. Amisulpride augmentation of clozapine for treatment-refractory schizophrenia: a double-blind, placebo-controlled trial. Ther Adv Psychopharmacol 2018;8(7):185-197.

12. https://www.ema.europa.eu/en/documents/productinformation/reagila-epar-product-information_de.pdf

13. Demyttenaere K, Detraux J, Racagni G, Vansteelandt K. Medication-Induced Akathisia with Newly Approved Antipsychotics in Patients with a Severe Mental Illness: A Systematic Review and Meta-Analysis. CNS Drugs 2019; 33:549-566.

3.4. Klinische Fallbeispiele

Anmerkung: Biographische Details wurden teilweise aus Anonymisierungsgründen geändert oder vage gelassen.

3.4.1. Kasuistik 1

Patientin

Frau A., ca. 50-jährige ehemalige Beamtin mit langjähriger Schizophrenie.

Aktuelle Anamnese

Fr. A. berichtet, sich seit ca. einem halben Jahr schlapp zu fühlen. Ihr Antrieb sei den ganzen Tag über reduziert. Oft bleibe sie länger als nötig in ihrem Stuhl sitzen, bevor sie sich aufraffen könne, aufzustehen und Dinge des Alltags anzugehen. Trotzdem gelinge es ihr noch, Arzttermine wahrzunehmen und Einzelkrankengymnastik wegen ihrer "Arthrose im Bein" durchzuführen. Ihre Stimmung sei dabei "gar nicht schlecht", allerdings vermeide sie aktiv Kontakt zu Freunden und Familie. Sie mache sich im Alltag unnötige Sorgen, ob sie es z.B. schaffe, rechtzeitig aus dem Bus auszusteigen. Akute psychotische Symptome werden verneint, diese seien vor über 15 Jahre zuletzt aufgetreten. Sie komme zur Sprechstunde, um wieder "frischer"" und energievoller zu werden.

Fachspezifische Anamnese

Vor ca. 15 Jahren habe es jährliche stationär-psychiatrische Aufenthalte unter der Diagnose "Psychose" gegeben. Damals habe ein Verfolgungswahn bestanden, auch mit intermittierenden katatonen Erregungszuständen. Damals sei sie mit Haloperidol, Lithium (wegen maniformer Symptomatik) und dem trizyklischen Antidepressivum Doxepin (Grund unklar) behandelt worden. Als ihre Mutter vor 6 Jahren gestorben sei, hätten sich Schlafstörungen und depressive Symptome entwickelt, die zu einem erneuten stationär-psychiatrischen Aufenthalt geführt hätten. Die damalige Entlassungsmedikation habe aus Olanzapin 0-0-0-10 mg, Lithium ret. 450-0-0-225 mg und Trimipramin 0-0-0-100 mg tgl. bestanden. Seit 2 Jahren durchlaufe sie eine ambulante kognitive Verhaltenstherapie.

Zweimal habe es bisher den Versuch gegeben, von Olanzapin auf Aripiprazol umzustellen, welches bis zu 30 mg tgl. dosiert worden sei als überlappende Umstellung "mit Plateau". Die Versuche seien dann aber immer während der Dosisreduktion von Olanzapin abgebrochen worden, da sich paranoide Ideationen mit Fremdbeeinflussungs- und abnormem Bedeutungserleben entwickelt hätten. In der jüngeren Krankheitsgeschichte sei Trimipramin auf Fluoxetin 40-0-0-0 mg tgl. umgestellt und Lithium seit mindestens zwei Jahren abgesetzt worden, ohne dass es zu erneuten schweren affektiven Symptomen gekommen wäre.

Suchtanamnese

Keine Einnahme von legalen oder illegalen Drogen.

Vegetative Anamnese

Unveränderter Appetit bei Adipositas. Häufiges "Snacking"-Verhalten. Hypersomnie (von 21.00 bis 7.00) trotz nur eingeschränktem Bewegungsradius.

Soziobiographische und Familienanamnese

Vater Postbeamter, verstorbene Mutter Hausfrau, ein jüngerer Bruder, zu dem nur seltener Kontakt besteht. Soweit erinnerlich keine psychiatrischen Diagnosen in der Familie. Mittlere Reife, dann Ausbildung zur Amtsinspektorin. Danach verbeamtete Mitarbeiterin. Frühpensionierung wegen der beschriebenen psychischen Auffälligkeiten.

Sie lebe allein in einer Mietwohnung, sei ledig und habe keine Kinder. Normalerweise fühle sie sich aber nicht einsam, sondern genieße das Alleinsein und kümmere sich um die Wohnung (Einkaufen, Saubermachen etc.). In ihrer Freizeit habe sie regelmäßigen Kontakt zu einer Wandergruppe; allerdings schränke sie sowohl ihre Adipositas als auch zuletzt der fehlende Antrieb und die aktive Vermeidung sozialer Kontakte zunehmend ein. Sie gehe regelmäßig zur Krankengymnastik (einschl. Aquagym) und Lymphdrainage.

Psychopathologischer Befund

Wache, allseits orientierte Patientin, freundlich-zurückhaltend, offen, aber einsilbig im Rapport. Kognitiv weitgehend unauffällig, insbesondere keine Aufmerksamkeitsstörung, keine Störung höherer Funktionen (abstraktes Denken, soziale Komponente, Mitgefühl etc.), im formalen Denken leicht verlangsamt. Kein Hinweis auf Plussymptome. Affektiv reduziert modulationsfähig, gelegentliche Parathymie (DD Verlegenheitsgefühl?). Mimischer Ausdruck erscheint vermindert. Ausgeglichene Stimmungslage. Suizidalität wird klar verneint. Antrieb reduziert, Psychomotorik verlangsamt. Krankheitsgefühl und -einsicht vorhanden.

Allgemeinmedizinisch-neurologischer Befund

Bis auf die beschriebene Adipositas und eine unklare bimalleoläre Pallhypästhesie keine richtungsweisenden pathologischen Befunde.

- Labor: ☞ unten, bis auf ASAT-Erhöhung keine Pathologika
- EKG: Sinusrhythmus, Frequenz 70/min., überdrehter Linkstyp. QTc-Zeit: 390 ms

Verwendete Skalen

- Beck-Depressionsinventar (BDI-II) bei Aufnahme: 8 Punkte
- BDI-II bei Entlassung: 6 Punkte
- *Calgary Depression Scale for Schizophrenia* (nur bei Aufnahme durchgeführt): 3

Dies wurde als Hinweis verstanden bzw. gewertet, dass die Symptomatik eher einem Negativsyndrom bei Schizophrenie als einer begleitenden voll ausgeprägten depressiven Störung entsprach.

- *Positive and Negative Syndrome Scale* (PANSS) bei Aufnahme 70 Punkte (Negativsymptome-Subskala: 25 Punkte)
- PANSS bei Entlassung 41 Punkte (Negativsymptome-Subskala: 11 Punkte; in der Subskala "Allgemeine Psychopathologie" Verbesserung der aktiven sozialen Vermeidung von 5 auf 2 Punkte)

Psychiatrische Diagnosen

Undifferenzierte Schizophrenie; aufgrund der gegenwärtig ausgeprägten Negativsymptomatik wäre auch an eine residuale Schizophrenie zu denken.

Somatische Diagnosen

- Benigne essentielle Hypertonie
- Sonstige Hypothyreose
- Z.n. tiefer Beinvenenthrombose linkes Bein
- Hüftgelenkersatz
- Adipositas (BMI 43,2 kg/m^2)

Therapie und Verlauf

Die elektive offen-stationäre Aufnahme erfolgte aufgrund verminderten Antriebs, Affektarmut, sozialem Rückzug und gelegentlicher Parathymie bei langjährig bekannter undifferenzierter Schizophrenie und initialer ausgeprägter Positivsymptomatik und maniformer Begleitsymptome.

Da die Patientin adipös war und eine ausgeprägte Negativsymptomatik mit primären und sekundären Negativsymptomen aufwies, entschlossen wir uns, trotz der negativen Erfahrungen im Rahmen der Umstellung auf Aripiprazol in der Vergangenheit auf eine Umstellung von Olanzapin auf Cariprazin.

Labor und EKG waren bei der Patientin zum Aufnahmezeitpunkt und während des Verlaufes bis auf eine diskrete ASAT-Erhöhung (normale ALAT und gamma-GT) komplett im Normbereich. Die Umstellung erfolgte direkt mit dem Einschleichen von Cariprazin, 1,5 mg morgens. Dies wurde für 2 Tage beibehalten, dann auf 3,0 und schließlich 4,5 mg morgens innerhalb von 5 Tagen erhöht.

Unter stationären Bedingungen war die multiprofessionelle Beobachtung der Patientin auf Wirkungen und Nebenwirkungen engmaschig möglich. Nach einer Woche erfolgte der erste Dosisreduktionsschritt von Olanzapin (von 10 mg, auf 7,5 mg zur Nacht), nach weiteren 5 Tagen auf 5 mg zur Nacht. Die Patientin berichtete innerhalb der ersten Woche bis auf eine minimale Unruhe keinerlei Veränderung wahrzunehmen. Unter weiterer Olanzapin-Dosisreduktion bemerkte sie Einschlafschwierigkeiten trotz vermehrter, auch körperlicher Tagesaktivität, die durch den vorübergehenden Einsatz von Pipamperon (40 mg zur Nacht) kupiert werden konnten.

Nach 3 Wochen stationären Aufenthalts konnte Olanzapin komplett abgesetzt werden, weitere 2 Wochen Tagesklinik zeigten eine stetige Verbesserung der sozialen Interaktionsfähigkeit, ohne dass es zu einem Wiederauftreten von Positivsymptomen gekommen wäre.

Wichtig war bei der Patientin auch die Einbeziehung der medikamentösen Strategien in einen Gesamtbehandlungsplan, bestehend aus psychoedukativen Gruppen, integriertem psychologischem Training zur Steigerung sozialer Kompetenzen, Ergotherapie, Projektgruppen und einer Ernährungsberatung, desweiteren Bewegungs- und Sporttherapie. Obwohl diese Maßnahmen für die Patientin gerade zu Beginn anstrengend und schwierig waren, fiel ihr deren Umsetzung – auch unter der Umstellung auf Cariprazin – zunehmend leichter. Es kam es zu einer Gewichtsreduktion von 4 kg Körpergewicht innerhalb von 4 Wochen, was die Patientin sehr positiv aufnahm.

Besonders positiv erlebte dabei die Patientin ein erhöhtes Energieniveau, das es ihr ermöglichte, z.B. häufiger auf den Aufzug zu verzichten und stattdessen die Treppen in der Klinik zu nehmen.

Rückblickend erwies sich der angenehm-zurückhaltende, offene Persönlichkeitsstil der Patientin als förderlich für die Therapie und Compliance. Die weitgehend fehlenden kognitiven Einschränkungen bei mehrjähriger Stabilität bezüglich einer Positivsymptomatik wurden bei dieser Patientin als prognostisch günstig angesehen.

3.4.2. Kasuistik 2

Patientin

Frau B., ca. 30-jährige Gymnasiallehrerin (Deutsch, Französisch).

Aktuelle Anamnese

Frau B. stellte sich wegen akustischer Halluzinationen in Form einer beleidigenden und imperativen Stimme mit handlungsweisendem Charakter ("Du bist nichts wert, bring dich doch um!") vor. Sie habe große Schwierigkeiten, diesen Befehlen, die mit der Stimme einer sie früher behandelnden Psychologin gesprochen würden, zu trotzen. Obwohl sie den Krankheitswert und -charakter dieser Phänomene aufgrund von eigenen Vorerfahrungen schon kenne und "eigentlich wissen" musse, dass die Stimme nicht real sei, sondern "nur in meinem Kopf", fühle sich die Symptomatik beängstigend realistisch an. Wenn sie im Internet surfe, müsse sie schnell wieder damit aufhören, da gerade schlechte Nachrichten bei ihr zum sicheren Eindruck führten, sie sei dafür verantwortlich. Ansonsten leide sie darunter, dass ihr Unterricht in der Schule häufig ausfalle, da sie sich in der Klasse gerade bei unaufmerksamen Schülern "reizüberflutet" fühle und nur schlecht konzentrieren könne. Zuhause ziehe sie sich stark zurück und empfinde persönliche Interaktionen auch zum Lebensgefährten und den Eltern als zunehmend anstrengend.

Fachspezifische Anamnese

Vor drei Jahren wären zum ersten Mal Positivsymptome, wie auch jetzt beschrieben, aufgetreten. Sie habe immer wieder emotional belastende Gedanken gehabt, die sich zwischen andere, adäquate Gedanken gedrängt hätten, was ihre Konzentration stark eingeschränkt habe. Sie habe zunächst vermutet, ein *Burnout* erlitten zu haben, wie es gerade bei Lehrern oft vorkomme. Als sie dann aber ambulant einen Psychiater aufgesucht habe, sei die Diagnose einer paranoiden Schizophrenie gestellt worden. Da sie große Furcht vor einer Gewichtszunahme hatte, wurde sie zunächst auf Ziprasidon, zuletzt 80-80-0-0 mg eingestellt, worunter die Symptome fast vollständig sistiert wären. Trotz weiterer Einnahme kamen diese jedoch unter besonders ausgeprägten Stress-Situationen in der Schule, mit anspruchsvollen Eltern und aufmerksamkeitsgestörten, motorisch hyperaktiven Schülern wiederholt vor. Ein Jahr zuvor begann die Patientin mit einer ambulanten kognitiv-verhaltenstherapeutischen Behandlung bei einer Psychologin, um mit Disstress-Situationen besser umgehen zu lernen.

Suchtanamnese

Seltener Alkoholkonsum (Wein) in Genuss- und Geselligkeitssituationen. Ansonsten würden keine weiteren Suchtmittel konsumiert.

Vegetative Anamnese

Keine Pathologika.

Soziobiographische und Familienanamnese

Die Patientin sei als Einzelkind ihrer Mutter, die Hausfrau sei und ihres Vaters, der als Physiker in einem Atomkraftwerk gearbeitet habe, behütet aufgewachsen. Sie habe immer gute Noten gehabt und einige Auslandsaufenthalte, vor allem in Paris, absolviert. Seit ihrem 25. Lebensjahr sei sie mit einem Mann zusammen, der sie eigentlich habe heiraten wollen, sich aber seit ihrer Diagnose einer Schizophrenie nicht mehr sicher sei.

Psychopathologischer Befund

Wache, allseits orientierte, freundlich-zugewandte, auskunftsfreudige, offene Patientin mit gepflegtem Äußeren. Im formalen Denken Gedankeninterferenz bei Konzentrationsstörungen. Die Patientin berichtet über die oben beschriebenen akustischen Halluzinationen, die aufgrund der subjektiv eingesehenen Krankheitsmanifestation als Pseudohalluzinationen zu bewerten sind. Kein sicherer Anhalt für weitere Plussymptome. Die Patientin weist eine emotionale Verflachung mittlerer Ausprägung auf. Sie beschreibt eine Anhedonie, ohne gleichzeitig traurig oder freudlos zu sein. Psychomotorisch zeigt sie sich leicht verlangsamt. Die Patientin weist sowohl Krankheitseinsicht als auch Behandlungsmotivation auf. Keine akute Eigen- oder Fremdgefährdung.

Allgemeinmedizinisch-neurologischer Befund

Bis auf einen grenzwertig erhöhten systolischen Blutdruck (140/75 mmHg) keine Pathologika.

- Labor: Elektrolyte, Differentialblutbild, Leberwerte und Nierenretentionswerte alle im Normbereich; TSH ebenfalls.
- EKG: Sinusrhythmus, Frequenz 64/min., Steiltyp. QTc-Werte: 350 ms

Verwendete Skalen

- BDI-II bei Aufnahme: 4 Punkte
- BDI-II bei Entlassung: 4 Punkte
- PANSS bei Aufnahme 78 Punkte (Negativsymptome-Subskala: 22 Punkte)
- PANSS bei Entlassung 45 Punkte (Negativsymptome-Subskala: 11 Punkte)

Psychiatrische Diagnose

Paranoide Schizophrenie.

Somatische Diagnosen

Grenzwertige arterielle Hypertonie; bekannte Hypothyreose unklarer Genese, die mit L-Thyroxin 50 µg behandelt wird.

Therapie und Verlauf

Frau B. wurde bei bestehender Absprachefähigkeit, Krankheitseinsicht und Behandlungsmotivation teilstationär zur Behandlung der akuten Exazerbation bei bekannter paranoider Schizophrenie aufgenommen. Es erfolgte eine Umstellung auf Amilsulprid, da die bekannte psychopathologische Symptomatik trotz glaubhafter Adhärenz wieder aufgetreten war, so dass von einer unzureichenden rückfallprophylaktischen Wirkung der bisherigen antipsychotischen Medikation ausgegangen werden musste.

Gleichzeitig traten verstärkt sekundäre Negativsymptome auf. Zunächst wurde Ziprasidon in unveränderter Dosierung beibehalten und Amisulprid mit 200-200-0-0 mg eindosiert. Nach zwei Tagen wurde Ziprasidon um 80 mg reduziert, nach weiteren zwei Tagen komplett abgesetzt. Da die akustischen Halluzinationen weiter bestanden, wurde Amisulprid um weitere 200 mg auf 200-0-0-400 mg erhöht. Darunter sistierten die Symptome komplett.

Durch den multimodalen Gesamtbehandlungsplan, wovon die Patientin subjektiv vor allem durch das non-verbale Kreativangebot einer Kunsttherapie profitieren konnte, besserte sich auch das Konzentrationsvermögen der Patientin und, wie sich in ausgedehnten Belastungserprobungen und Arbeitsversuchen zeigte, auch die Widerstandskraft gegenüber stressassoziierten Situationen.

Nach Entlassung wurde die Dosis für weitere 4 Monate beibehalten. Dann erfolgte ein Dosisreduktionsversuch aufgrund einer aufgetretenen Hyperprolaktinämie-assoziierten (73,5 µg/l) Amenorrhoe auf 300 mg tgl. Darunter kam es vorerst zu keinen erneuten Plussymptomen, die Patientin entwickelte gelegentliche Menses, wobei ihre sexuelle Lustfähigkeit wiederhergestellt werden konnte. Die Beziehung zu ihrem Partner bestand weiter fort.

Als Ressource während der teilstationären und anschließenden ambulanten Behandlung erwies sich die stabile und offene Primärpersönlichkeit der Patientin.

3.4.3. Kasuistik 3

Patient

Herr C., ca. 20-jähriger Mathematik Student.

Aktuelle Anamnese

Herr C. stellte sich notfallmäßig in Begleitung seiner Eltern vor, bei denen er zu dem Zeitpunkt noch wohnte, weil diesen an ihrem Sohn in den letzten 6 Monaten einige "merkwürdige" Verhaltensweisen aufgefallen waren. Diese seien zunächst diskret gewesen, wurden aber mit der Zeit immer auffälliger. So habe ihr Sohn angefangen, abends allein aus dem Haus zu gehen, um mit einer Taschenlampe in parkende Autos zu leuchten, da diese ihm "verdächtig" vorgekommen seien. Es gäbe bestimmt Agenten, die ihn und seine Familie ausspähen wollten. Mehr habe er dazu nicht sagen wollen. Zunächst hätten seine Eltern diese Aussagen zu überprüfen versucht, dann allerdings verstanden, dass es keinen Anhalt hierfür gäbe. Ihr Sohn habe sich hiervon allerdings kaum überzeugen lassen.

Fachspezifische Anamnese

Seit etwa zwei Jahren – nach dem Abitur – und dem Beginn des Studiums habe sich der ansonsten lebensfrohe, gesellige, wenn auch ruhige Herr C. zunehmend von seinen vielen Freunden zurückgezogen, auch mit seiner Freundin habe er immer weniger unternommen; "wir zwei reichen uns doch" sei seine immer gleich lautende Antwort auf die zunehmend besorgten Eltern gewesen. Außerdem habe er oft gleichgültig gewirkt, dabei aber nicht traurig. Es habe auch skurrile Situationen gegeben, in denen der Patient unpassend gelacht und gewitzelt habe. Wenn sich die Eltern ernsthaft über seine Zukunft unterhalten hätten, habe er auch einmal laut losgeprustet. Auf die Rückfrage der Eltern hin, warum er denn so reagieren müsse, habe er geantwortet: "Weil alles so banal ist." Das Abitur habe er zwar gerade noch geschafft, sei allerdings insbesondere in den Geisteswissenschaften eher noch schwächer als sonst gewesen. In der Vergangenheit habe es ansonsten keinerlei Hinweise auf psychische Störungen oder Erkrankungen gegeben.

Suchtanamnese

Gelegentlicher Alkohol- und sehr seltener Cannabiskonsum; kein Nikotin, keine weiteren illegalen Drogen.

Vegetative Anamnese

Zunehmende Schlafstörungen im Sinne von Ein- und vor allem angstbedingten Durchschlafstörungen, gelegentliche Schweißausbrüche und Übelkeit unklarer Genese.

Soziobiographische und Familienanamnese

Unauffällige Kindheit und Schulzeit bis zur Vor-Abiturzeit (☞ oben). Vorliebe für Informatik und Naturwissenschaften, verbringt relativ viel Zeit mit Computerspielen, später am Smartphone. Dabei seien ihm aber bis zur oben beschriebenen Veränderung immer auch Freunde sehr wichtig gewesen. Eltern Akademiker, die Mutter Grundschullehrerin, der Vater Jurist. Die Kernfamilie ist bis auf *High Expressed Emotions* der Mutter psychiatrisch unauffällig. Herr C. hat eine 4 Jahre ältere, leibliche Schwester, die in einer festen Partnerschaft lebt. In der entfernten Verwandtschaft habe es einen Onkel gegeben, der "zu viel Alkohol" getrunken habe und möglicherweise – soweit rekonstruierbar – an einem Suizid verstorben sei.

Psychopathologischer Befund

Wacher, allseits orientierter, höflicher Patient, mit gelegentlicher Vorsicht bei den getroffenen Aussagen und ausgeprägtem initialen Misstrauen gegenüber dem Klinikpersonal. Wahrnehmungsstörungen, Halluzinationen nicht sicher ausschließbar, der Patient drückt sich vage bei der Beantwortung direkter Fragen danach aus. Es gibt allerdings während der Exploration Momente, in denen der Patient in sich versunken in die Ecke starrt. Paranoides und abnormes Bedeutungserleben liegen vor. Ich-Demarkationsstörungen, affektiv leicht eingeschränkt modulationsfähig, jedoch (noch) nicht starr. Beschriebene Parathymie, die in der Untersuchungssituation zunächst nicht gefunden wurde, wobei sich zur Überprüfung auch keine Gelegenheit ergab. Beschriebene mehrjährige Negativsymptomatik im Sinne eines aktiven und passiven sozialen Rückzuges, Abulie und Amotivation. Psychomotorisch unauffällig. Es fand sich ein nur vages Krankheitsempfinden und keine Krankheitseinsicht; allerdings war der Patient trotzdem einverstanden, sich stationär zur Abklärung und gegebenenfalls Behandlung aufnehmen zu lassen. Keine akute Eigen- oder Fremdgefährdung.

Allgemeinmedizinisch-neurologischer Befund

Es finden sich weder internistisch noch neurologisch Hinweise auf pathologische Befunde.

- Zerebrales MRT: altersentsprechender Befund, insbesondere keine Atrophien, Ischämien, Hämorrhagien oder entzündlichen Veränderungen
- Labor: sämtliche Parameter im Normbereich
- EKG: Sinusrhythmus, Frequenz 62/min, Linkstyp, QTc: 350 ms

Verwendete Skalen

- BDI-II bei Aufnahme: 5 Punkte
- BDI-II bei Entlassung: 3 Punkte
- PANSS bei Aufnahme 85 Punkte (Negativsymptome-Subskala: 26 Punkte)
- PANSS bei Entlassung 40 Punkte (Negativsymptome-Subskala: 12 Punkte; in der Subskala "Allgemeine Psychopathologie" Verbesserung der aktiven sozialen Vermeidung von 5 auf einen Punkt)

Psychiatrische Diagnose

Hebephrene (desorganisierte) Schizophrenie; mehrjährige Negativsymptomatik, aktuell zunehmende Positivsymptomatik, deshalb zum Vorstellungszeitpunkt im Querschnitt am ehesten undifferenzierte Schizophrenie.

Somatische Diagnosen

Bis auf Kinderkrankheiten wie Windpocken keine somatischen Vordiagnosen.

Therapie und Verlauf

Aufgrund der fehlenden fokalneurologischen Ausfälle, dem unauffälligen Labor und der zerebralen Kernspintomographie erfolgte keine Lumbalpunktion.

Herr C. nahm von Beginn an einem multifunktionalen Programm mit Psychoedukation, Bewegungs-, Ergo- und Soziotherapie unter Einbezug auch seiner Familie teil. Die Eltern wurden bezüglich der eigenen Schuldgefühle entlastet und die Bedeutung einer tragfähigen Beziehung zu ihnen deutlich gemacht, was auf viel Verständnis ihrerseits stieß. Es gelang dem Patienten, dabei auch Vertrauen zum Behandlungsteam aufzubauen und trotz weiterhin bestehender paranoider Ideationen bezüglich feindseliger Nachbarn und dann auch Mitpatienten einzusehen, dass ein medikamentöser Behandlungsversuch sinnvoll wäre, zumal auch gelegentliche Akoasmen und akustische Halluzinationen im Sinne von kommentierenden Stimmen zugegeben wurden, die sehr beängstigend seien. Herr B. hatte zunächst die Befürchtung gehabt, geschützt (geschlossen) untergebracht zu werden, falls er darüber berichten würde. Die Erfahrung, dass dem nicht so war, erhöhte seine Kooperationsbereitschaft deutlich. Beim Volleyballspielen zeigte er viel Einsatz, genauso wie beim Computertraining, das er als Arbeitstherapie für sich nutzte

Da es sich um eine Erstmanifestation und -behandlung einer schizophrenen Störung handelte, wurde sich auf die Gabe eines möglichst niedrig, aber auch für die Positivsymptomatik ausreichend dosierten SGA bzw. TGA geeinigt. Es wurde nach ausführlicher Aufklärung über die Medikation mit 1,5 mg Cariprazin morgens als Monotherapie gestartet. Herr B. verspürte eine leichte morgendliche Unruhe und eine Zunahme von Einschlafschwierigkeiten. Daher wurden 0,5 mg Lorazepam morgens und 40 mg Pipamperon zur Nacht hinzugefügt. Darunter sistierten die unerwünschten Wirkungen vollständig. Lorazepam konnte nach 6 Tagen wieder abgesetzt werden, Pipamperon wurde nur noch bei Bedarf eingesetzt.

Nach zwei Wochen Behandlung wurde Cariprazin bei leicht gebesserten Positiv- und Negativsymptomen, v.a. im affektiven Bereich, auf 3 mg täglich erhöht. Nach weiteren 2-3 Wochen kam es zu einer über 50 %igen Besserung der psychotischen Gesamtsymptomatik, und der Patient konnte entlassen werden.

In den nächsten 6 Monaten wurde Cariprazin unverändert beibehalten. 8 Monate später war eine erneute stationäre Aufnahme notwendig, da es zu einem psychotischen Rückfall mit Halluzinationen, Wahn und Wahnwahrnehmungen kam. Herr B. wähnte sich von Außeridischen angegriffen, musste notfallmäßig mit Haloperidol 5 mg und Lorazepam 2 mg i.m. behandelt werden. Die Symptomatik sistierte rasch, und Herr B. berichtete, 8 Wochen zuvor Cariprazin absprachewidrig abgesetzt zu haben, da er sich "gesund" gefühlt habe.

Er war dann mit der neuerlichen Gabe nach erneuter ausführlicher Aufklärung einverstanden. Die Wirkung war ähnlich positiv wie beim ersten Ansetzen und Herr C. damit einverstanden, es auch bei Sistieren der Symptome weiterhin einzunehmen, um sein Studium fortzusetzen. Inzwischen hat er sein Studium erfolgreich abgeschlossen.

4. Studienübersichten, Forschung und Ausblick

4.1. Studienübersichten

4.1.1. Amisulprid bei primärer Negativsymptomatik

Danion et al. 1999 [1]

Neben einer relativ großen Anzahl von klinischen Studien zu prädominanten Negativsymptomen gibt es eine methodisch hochwertige, schon etwas ältere Studie zu niedrig dosiertem Amisulprid bei *primärer, prädominanter* Negativsymtpomatik.

Nach Beendigung einer 4-wöchigen Auswaschphase wurden Patienten mit Schizophrenie und primären Negativsymptomen in eine 12-wöchige, multizentrische Doppelblindstudie inkludiert. Dabei erhielten 83 Patienten Placebo, n=80 Amisulprid 50 mg täglich und n=75 100 mg Amisulprid täglich. Als psychometrische Skalen wurden die *Scale for the Assessment of Negative Symptoms* (SANS), die *Positive and Negative Syndrome Scale* (PANSS), die *Brief Psychiatric Rating Scale* (BPRS) und die *Montgomery-Asberg Depression Rating Scale* (MADRS) eingesetzt.

Im Ergebnis ergab sich eine signifikante Besserung der Symptomatik unter 50 mg und 100 mg Amisulprid täglich im Vergleich zu Placebo. Positivsymptome waren schon zur Baseline nur minimal ausgeprägt, so dass man davon ausgehen kann, dass es sich nicht um eine Besserung sekundärer Negativsymptome handelte. In dieser Dosierung waren Verträglichkeit und Sicherheit von Amisulprid auf Placebo-Niveau. Diese Studie bestätigt in einer noch selektiveren Population den Nutzen von Amisulprid bei Negativsymptomen.

In Tabelle 4.1 findet sich eine Synopsis der wesentlichen Studiendesign-Merkmale. In Abbildung 4.1 sind die Studienergebnisse dargestellt.

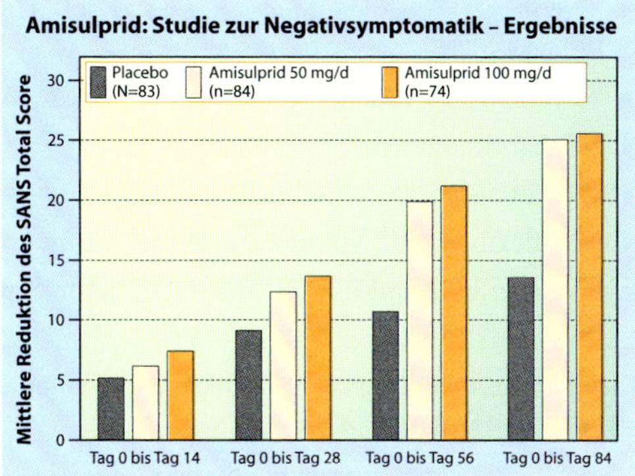

Abb. 4.1: Studienergebnisse Amisulprid bei primärer Negativsymptomatik. **SANS**: *Scale for the Assessment of Negative Symptoms.* Modif. nach [1].

4.1.2. Cariprazin bei prädominanter persistierender Negativsymptomatik

Németh et al. 2017 [2]

Diese Studie wurde an Patienten mit *prädominanter und persistierender* Negativsymptomatik durchgeführt – es lagen also mindestens zwei Jahre "stabile" Symptome im Rahmen einer Schizophrenie vor. Es erfolgte eine sog. "fest-flexible" Dosierung: Nach Erreichen der Zieldosis von 4,5 mg Cariprazin beziehungsweise 4 mg Risperidon konnte die Dosierung bei unzureichender Wirksamkeit einmalig erhöht oder, z.B. bei schlechter Verträglichkeit (Nebenwirkungen), gesenkt werden, um bei dieser neuen Dosierung zu bleiben. In den zwei Wochen nach Randomisierung wurden mittels Kreuztitration das ursprüngliche Antipsychotikum aus- und Cariprazin/Risperidon auf die Zieldosis titriert. Daraufhin folgten 24 Wochen als doppelblinde Phase, während derer wie zuvor be-

Studiendesign Amisulprid – Primäre Negativsymptomatik
• Multinationale, randomisierte, doppelblinde, placebokontrollierte Parallelgruppenstudie
• 4 Länder, 35 Behandlungszentren
• 16 Wochen (4 Wochen Einleitungsphase, 12 Wochen Behandlungsphase)
• 3 Behandlungsarme (Placebo, 50 mg Amisulprid, 100 mg Amisulprid)
• 242 Patienten
• Primärer Endpunkt: SANS-Score

Tab. 4.1: Studiendesign Amisulprid bei primärer Negativsymptomatik [1]. **SANS**: *Scale for the Assessment of Negative Symptoms.*

Studiendesign Cariprazin – Prädominante persistierende Negativsymptomatik
• Multinationale, randomisierte, doppelblinde, aktiv kontrollierte Parallelgruppenstudie
• Kroatien, Tschechien, Spanien, Frankreich, Ungarn, Polen, Rumänien, Russland, Serbien, Ukraine, Bulgarien
• 26 Wochen (4 Wochen Einleitungsphase, 26 Wochen Behandlungsphase, 2 Wochen *Follow-up*)
• 2 Behandlungsarme
• 420 Patienten
• Fest-flexibel mit Zieldosis: Risperidon 4 mg (3-6 mg), Cariprazin 4,5 mg (3-6 mg)
• Primärer Endpunkt: PANSS-FSNS (Factor-Score für Negativsymptome): 7 Items (jedes Item 1 bis 7 Punkte)

Tab. 4.2: Studiendesign Cariprazin bei prädominanter persistierender Negativsymptomatik [2]. **PANSS**: *Positive and Negative Syndrome Scale.*

schrieben die Dosis einmal nach oben oder unten korrigiert werden konnte ("fest-flexible" Dosis).

Von den 533 untersuchten Patienten erfüllten 72 die Kriterien für die Randomisierungsphase nicht, so dass 461 Patienten randomisiert (n=230 Cariprazin, n=231 Risperidon) wurden.

Als Ergebnis zeigte sich, dass die Veränderung mit dem assoziierten 95 %- Konfidenzintervall des primären Wirksamkeitsparameters, nämlich der PANSS-FSN (faktorenanalytisch ermittelter Grad der Negativsymptomatik) von der Baseline zum Endpunkt, statistisch signifikant zugunsten von Cariprazin gegenüber Risperidon ausfiel. Diese Änderung gegenüber der Baseline war bei jedem **Follow-up** numerisch höher für Cariprazin, wobei jedoch die Unterschiede zu Risperidon ab Woche 14 signifikant wurden. Auch die Veränderung des sekundären Wirksamkeitsparameters, des psychosozialen Funktionsniveaus (gemessen mittels der *Personal and Social Performance Scale* [PSP]), war statistisch signifikant zugunsten von Cariprazin gegenüber Risperidon

In Tabelle 4.2 und Abbildung 4.2 finden sich die wesentlichen Merkmale des Studiendesigns.

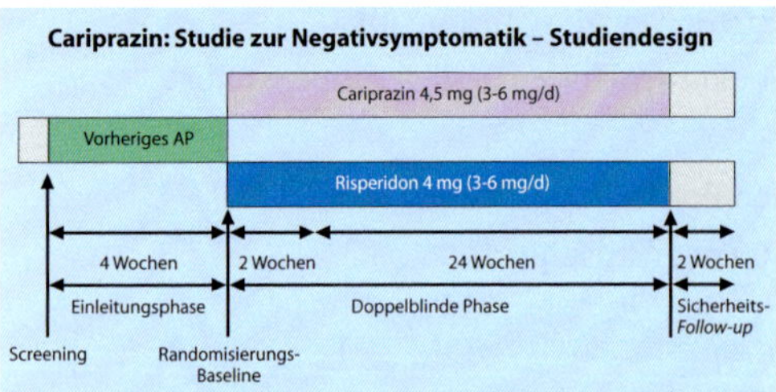

Abb. 4.2: Studiendesign Cariprazin bei Negativsymptomatik. Modif. nach [2]. **AP**: Antipsychotikum.

Die beiden Abbildungen 4.3 und 4.4 stellen die Ergebnisse auf symptomatischer (PANSS-FNS) und funktioneller Ebene (PSP) graphisch über die Zeit dar.

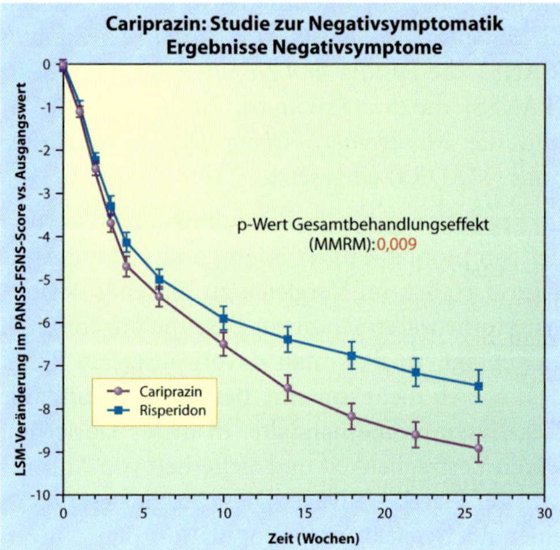

Abb. 4.3: Studienergebnisse Negativsymptome Cariprazin bei Negativsymptomatik. **PANSS**: *Positive and Negative Syndrome Scale*, **FSNS**: *Factor Score for Negative Symtoms*, **MMRM**: *Mixed Model Repeated Measures*, **LSM**: *Least square means* (Kleinste Quadrate-Mittelwert). Modif. nach [2].

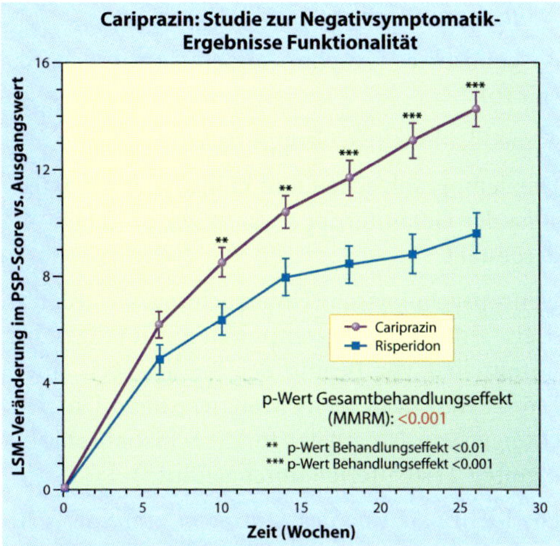

Abb. 4.4: Studienergebnisse Funktionalität Cariprazin bei Negativsymptomatik. **PSP**: *Personal and Social Performance Scale*, **MMRM**: *Mixed Model Repeated Measures*, **LSM**: *Least square means* (Kleinste Quadrate-Mittelwert). Modif. nach [2].

4.1.3. Cariprazin zur Rückfallprophylaxe

Durgam et al. 2016 [3]

In dieser Studie, deren Dauer bis zu 97 Wochen betrug (72 Wochen Doppelblind-Phase nach initialem Ansprechen auf Cariprazin bis zu 9 mg täglich), wurden Wirksamkeit, Sicherheit und Verträglichkeit evaluiert. Primärer *Outcome*-Parameter war die Zeit bis zu einem Rückfall, der als symptomatische Verschlechterung, stationäre Aufnahme, aggressives/gewalttätiges Verhalten oder Suizidalität definiert worden war. Insgesamt beendeten 264 von 765 Patienten die initiale Phase, 200 wurden randomisiert (n=99 Placebo; n=101 Cariprazin).

Tabelle 4.3 fasst das Studiendesign zusammen. Abbildung 4.5 zeigt den Anteil der rückfallfreien Patienten unter Cariprazin und Placebo.

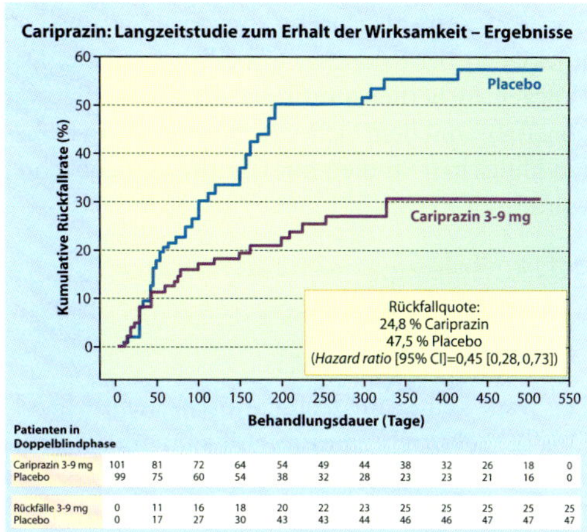

Abb. 4.5: Studienergebnisse Cariprazin Langzeitstudie zum Erhalt der Wirksamkeit. Modif. nach [3].

Die Zeit bis zum Rückfall war signifikant länger bei mit Cariprazin vs. Placebo behandelten Patienten (p=0,001, *log-rank test*). Rückfälle traten bei

Studiendesign Cariprazin – Langzeitstudie zum Erhalt der Wirksamkeit

- Multinationale, randomisierte, doppelblinde, placebokontrollierte Parallelgruppenstudie
- Slowakei, Rumänien, Ukraine, USA, Indien
- Bis zu 97 Wochen (Auswaschphase 7 Tage, 8 Wochen Einleitungsphase, 12 Wochen Stabilisierungsphase, 26-72 Wochen doppelblinde Phase, 4 Wochen *Follow-up*)
- 2 Behandlungsarme
- 700 Patienten mit der Diagnose Schizophrenie
- Flexible-feste Dosis: Cariprazin 3, 6, 9 mg täglich, Placebo
- Primärer Endpunkt: Zeit bis zum Rückfall
- Weitere Endpunkte: PANSS Gesamtscore, CGI-S, CGI-I, NSA-16, PSP
- Sicherheitsparameter: UAW, Labortests, Vitalparameter, EKG, EPS-Skalen (AIMS, BARS, SAS), C-SSRS, ophthalmologische Parameter

Tab. 4.3: Studiendesign Cariprazin Langzeitstudie zum Erhalt der Wirksamkeit [3]. **PANSS**: *Positive and Negative Syndrome Scale*, **CGI-S**: *Clinical Global Impression Scale*, **CGI-I**: *Clinical Global Impression Improvement*, **NSA-16**: *Negative Symptom Assessment Scale*, **PSP**: *Personal and Social Performance Scale*, **EPS**: *Emotional Processing Scale*, **AIMS**: *Abnormal Involuntary Movement Scale*, **BARS**: *Barnes Akathisia Rating Scale*, **SAS**: *Simpson Angus Scale*, **C-SSRS**: *Columbia Suicide Severity Rating Scale*.

24,8 % der mit Cariprazin und 47,5 % der mit Placebo behandelten Patienten auf (*Hazard ratio* [95 % CI] = 0,45 [0,28; 0,73]). Akathisie (19,2 %), Schlaflosigkeit (14,4 %) und Kopfschmerzen (12,0 %) wurden bei ≥10 % der Patienten während der *Open-label*-Behandlungsphase berichtet; unter Cariprazin traten keine Nebenwirkungen ≥10 % während der doppelblinden Behandlungsphase auf.

In der Langzeittherapie war Cariprazin signifikant besser wirksam als Placebo zur Verhinderung von Rückfällen bei Patienten mit Schizophrenie. Das Langzeit-Sicherheitsprofil in dieser Studie war konsistent mit dem Sicherheitsprofil, das in früheren klinischen Studien mit Cariprazin beobachtet wurde.

4.1.4. Relevanz der zeitnahen Behandlung von Negativsymptomatik

Cuesta et al. 2012 [4]

Die Dauer einer medikamentösen Nichtbehandlung der Schizophrenie ist signifikant mit einer ungenügenden Besserung klinischer und sozialer Funktionen der Betroffenen assoziiert. Dies trifft nach Datenlage eindeutig für Positiv- und Negativsymptomatik zu, die Datenlage für neurokognitive Domänen ist aber weniger eindeutig. Eine klare Aussage diesbezüglich wäre aber insofern wichtig, als möglicherweise eine erfolgreiche Behandlung von Positiv- und Negativsymptomatik abhängig sein könnte von einer ungestörten Neurokognition bzw. vorliegende dysfunktionale neurokognitive Domänen Betroffener in der Gesamttherapie berücksichtigt werden müssen. Des Weiteren ist auch relevant, inwieweit vorliegende Positiv- und Negativsymptomatik die kognitive Performance schizophren Erkrankter beeinflussen bzw. ob eine erfolgreiche Behandlung von Positiv- und Negativsymptomatik auch Effekte auf die Neurokognition haben.

Die Studienpopulation zur Klärung dieser Zusammenhänge bestand aus 77 medikationsfreien Ersterkrankten mit nicht-affektiver Psychose zwischen 16 und 65 Jahren. Nach Einschluss in die Studie wurden die Betroffen randomisiert auf Risperidon und Olanzapin eingestellt. In einem naturalistischen Design wurden nach 6 Monaten folgende vier Gruppen gebildet:

1. Risperidon-Gruppe (n=29)
2. Olanzapin-Gruppe (n=22)
3. gemischte Gruppe (andere Antipsychotika (n=16)
4. medikationsfreie Gruppe (n=10).

Die demographischen und klinischen Charakteristika der Gesamtgruppe waren wie in Tabelle 4.4 dargestellt.

Neuropsychologische Untersuchungen wurden zu drei Untersuchungszeitpunkten durchgeführt: unmittelbar vor Beginn der Studie, nach einem Monat und nach sechs Monaten, diese Untersuchungen wurden mit den für die Schizophrenie bekannten Testbatterien durchgeführt.

Die Identifizierung des Auftretens einzelner schizophrener Symptome vor Einschluss in die Untersuchung wurde mittels des *Symptom Onset in Schizophrenia Inventory* durchgeführt. Dieser besteht aus 16 Items, eingeteilt in vier DUP (*duration of untreated psychosis*)-Bereiche: Prodromal- bzw. Allgemeinsymptome (GSDUP), Negativsymptome (DUNS), Positivsymptome (DUPS) und Symptome der Desorganisation (DSDUP). Beschrieben wird in dieser Liste jeweils die höchste Frequenz, mit der die Symptome auftreten (niemals, selten, sporadisch, wiederkehrend, kontinuierlich).

Die durchschnittliche DUNS war 13,7 Monate, die durchschnittliche DUPS 17,4 Monate, die Werte für GSDUP und DSDUP waren 10,4 und 18,5 Monate. In einem weiteren Schritt wurden dann DUNS und DUPS für korrelative Untersuchungen in kurze unbehandelte Dauer und lange unbehandelte Dauer dichotomisiert.

Vor Beginn der Untersuchung zeigten sich keinerlei signifikante Unterschiede zwischen neuropsychologischer Kapazität und Negativsymptomen mit langer und kurzer Dauer. Hinsichtlich Positivsymptomatik zeigten sich signifikant bessere Ergebnisse bei Betroffenen mit kurzer DUPS in zwei Domänen.

In der Untersuchung nach sechs Monaten zeigten aber alle vier Gruppen (DUNS kurz und lang, DUPS kurz und lang) in fast allen neuropsychologischen Testungen signifikante Verbesserungen und hierbei die Gruppen mit kurzer unbehandelter Dauer jeweils noch bessere Ergebnisse.

Diese Resultate bestätigen die Vermutung, dass je länger eine unbehandelte Positiv- und Negativ-

Parameter	Wert
Geschlecht	
m	53
w	24
Baseline DSM-IV Diagnose (Anzahl Patienten und prozentualer Anteil)	
Schizophrenie	33 (43 %)
Schizoaffektive Störung	6 (8 %)
Kurze psychotische Störung	18 (23 %)
Schizophreniforme Störung	12 (16 %)
Wahnhafte Störung	6 (8 %)
Atypische Psychose	2 (3 %)
Mittleres Alter in Jahren (Standardabweichung)	30,09 (10)
Mittleres Alter (Standardabweichung) bei Krankheitsbeginn in Jahren	27,83 (9,78)
Mittlere Krankheitsdauer (Standardabweichung) in Jahren	1,13 (2,2)
Mittlere Dauer der (Aus-)Bildung (Standardabweichung) in Jahren	13,92 (4,04)
DUP (Monate)	
Prodromal- bzw. Allgemeinsymptome	
Durchschnitt (Standardabweichung)	10,46 (18,51)
Median (Interquartilsabstand)	4,16 (10,49)
Negativsymptomatik	
Durchschnitt (Standardabweichung)	13,73 (41,02)
Median (Interquartilsabstand)	0,25 (9)
Positivsymptomatik	
Durchschnitt (Standardabweichung)	17,40 (39,67)
Median (Interquartilsabstand)	4,5 (17,50)
Symptome der Desorganisiertheit	
Durchschnitt (Standardabweichung)	1,38 (3,8)
Median (Interquartilsabstand)	0,02 (1)
Baseline CASH	
Manische Symptome	0,26 (0,80)
Depressive Symptome	0,95 (1,43)
Positivsymptome	3,32 (1,05)
Negativsymptome	1,40 (1,31)
Symptome der Desorganisation	1,42 (1,13)

Tab. 4.4: Demographische und klinische Charakteristika der Gesamtgruppe der Studienpopulation [4]. **DCM**-V: *Diagnostic and Statistical Manual of Mental Disorders*, **DUP**: Dauer der unbehandelten Psychose, **CASH**: *Comprehensive Assessment of Symptoms and History.*

symptomatik besteht umso schlechtere Funktionen bzw. geringere Verbesserungen im Verlauf in den meisten neuropsychologischen Domänen (v.a. Erinnerung und Aufmerksamkeit) zu erwarten sind. Dies verdeutlich die Notwendigkeit einer besseren Behandlung insbesondere von Negativsymptomen schizophrener Patienten, da derzeit keine spezifische medikamentöse Therapie für kognitive Defizite existiert.

4.1.5. Heterogene Response der Negativsymptomatik auf antipsychotische Behandlung

Levine et al. 2014 [5]

Das Ausmaß der Heterogenität der Effekte einer antipsychotischen Behandlung auf prädominante Negativsymptome der Schizophrenie ist unbekannt. Die Autoren untersuchten genau diese Frage bei Patienten, die in drei großen klinischen Studien entweder Amisulprid oder Placebo erhalten hatten. Die demografischen und klinischen Cha-

	Wert	Standardabweichung
Männer (n)	318	65,3
Frauen (n)	169	34,7
Alter (Jahre)	34,0	9,4
SANS		
Affekt	23,7	5,9
Alogie	14,2	3,6
Anhedonie	19,6	3,2
Aufmerksamkeit	8,2	3,0
Apathie	13,8	3,0
Gesamt	79,5	13,4
Randomisierung (n)		
Amisulprid 100 mg	178	36,6
Amisulprid 300 mg	36	7,4
Amisulprid 50 mg	84	17,2
Placebo	189	38,8

Tab. 4.5: Demographische und klinische Baseline-Charakteristika der Patienten dreier Studienpopulationen [5]. **SANS**: *Scale for the Assessment of Negative Symptoms.*

rakteristika der Patienten sind Tabelle 4.5 zu entnehmen.

Für jede Woche über den Zeitraum von 12 Wochen wurde in allen drei Studien die Reduktion der Negativsymptomatik als Prozentwert berechnet. Aus der Literatur wurden die Definitionen *very much improved* (mit einer SANS-Reduktion von 76-90 %), *much improved* (mit einer Verbesserung von 42-50 %) und *minimally improved* (mit einer Verbesserung von 13-21 %) übernommen. In mehrstufigen, sehr komplexen statistischen Berechnungen wurden dann sogenannte *symptom response trajectories* (Ansprechkurven) des Gesamtkollektivs der drei Studien hinsichtlich heterogener Effekte der Behandlung auf die Negativsymptomatik der Betroffenen berechnet, und es ergaben sich aus diesen Berechnungen drei Gruppen:

1. *Rapid-responders* (53 Teilnehmer = 10,9 %)
2. *Gradual moderate responders* (135 Teilnehmer = 27,8 %) und
3. *Non-responders* (297 Teilnehmer = 61,2 %).

Es zeigte sich, dass die Gruppe der *rapid responders* in den Studien die höchsten SANS-Werte bei Studienbeginn aufwiesen, gefolgt von den *non-responders* und den *gradual responders.*

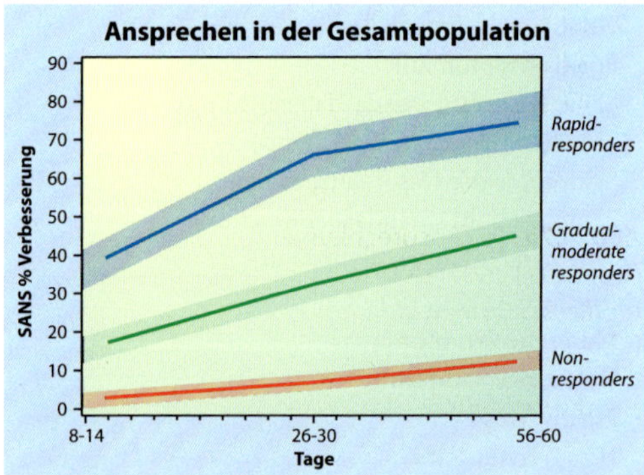

Abb. 4.6: Ansprechkurven der Gesamtpopulation (Gruppen mit 95 % Konfidenzintervall). Nonresponder. **SANS**: *Scale for the Assessment of Negative Symptoms.* Modif. nach [5].

Eine Stratifizierung der Gruppen hinsichtlich Verum- und Placebobehandlung ergab dann die folgende Verteilung der drei beschriebenen Gruppen (☞ Abb. 4.7a+b): In der Amisulprid-Gruppe fanden sich 163 (54,9 %) *non-responders*, 97 (32,7 %) *graduate responders* und 37 (12,5 %) *rapid-responders.* In der Placebo-Gruppe waren 156 (83 %) *non-responders* und 32 (17 %) *placebo-responders.*

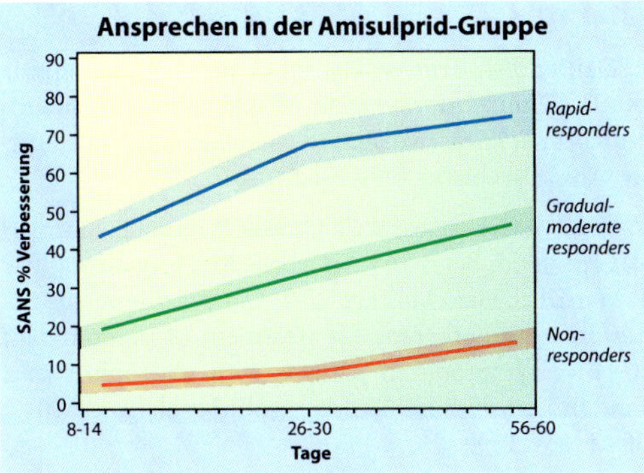

a

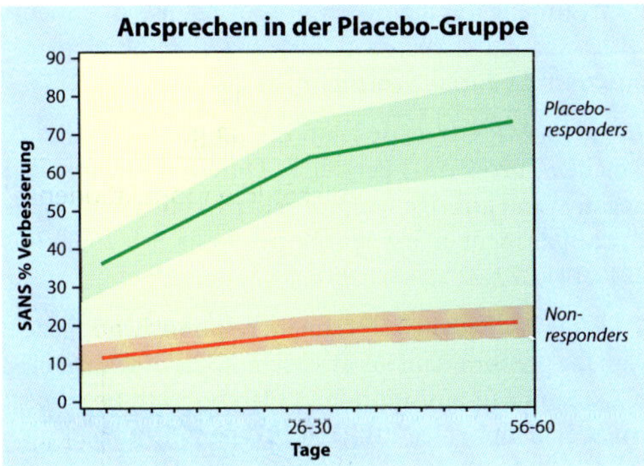

b

Abb. 4.7a+b: Ansprechkurven in der Amisulprid-Gruppe (**a**) und in der Placebo-Gruppe (**b**). **SANS:** *Scale for the Assessment of Negative Symptoms.* Modif. nach [5].

Konklusiv wurde damit in dieser Untersuchung die Heterogenität der Response von Negativsymptomatik auf medikamentöse Behandlung nachgewiesen. Eine mittelgradige Effektivität auf die Negativsymptomatik wurde für Amisulprid bestätigt, und es konnte außerdem dargestellt werden, dass die Betroffenen mit den höchsten Negativsymptomatik-Werten zu Untersuchungsbeginn die höchsten Reduktionen im SANS zeigten.

4.1.6. Effekte der Neurokognitiven Therapie auf Negativsymptomatik

■ Mueller et al. 2017 [6]

Neben pharmakologischen Optionen der Behandlung von Negativsymptomen der Schizophrenie wurden auch wenige, nicht-pharmakologische Interventionen wie CBT (*cognitive behavioral therapy for psychosis*), Musiktherapie und CRT (*cognitive remediation therapy*) hinsichtlich ihrer Effektivität untersucht. Die jeweiligen Untersuchungen ergaben aber keine statistisch signifikanten Verbesserungen, was z.T. auf unpassende Studiendesigns, die nicht primär auf Negativsymptomatik fokussierten oder unterschiedliche Definitionen von Remission verwendeten, zurückzuführen ist. In der vorliegenden Studie wandten die Autoren die sogenannte Integrierte Neurokognitive Therapie (INT) an, eine der CRT verwandte Therapie, die Neurokognition und soziale Kognition in einem Gruppensetting kombiniert.

Teilnehmer an der Untersuchung waren ambulante, seit mindestens zwei Monaten hinsichtlich Positivsymptomatik stabilisierte Patienten zwischen 18 und 50 Jahren mit einem *negative symptom score* von mindestens "4" (Bereich "1-7", "4" bildet eine moderate Intensität ab) in mindestens einem der PANSS-Items *blunted affect, social withdrawal* oder *lack of spontaneity* (☞ Abb. 4.8).

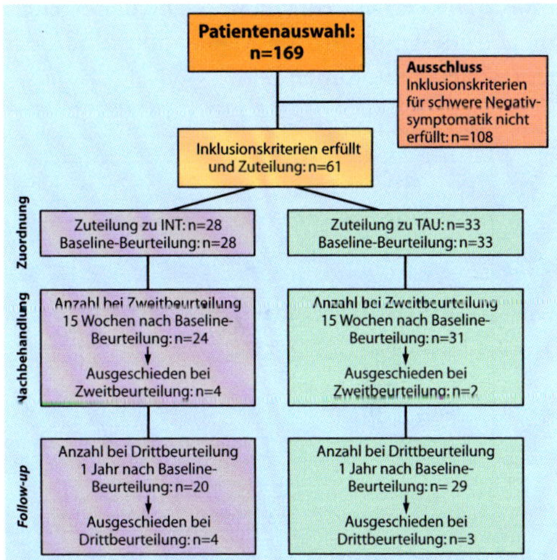

Abb. 4.8: Flussdiagramm einer randomisierten kontrollierten Studie zur Integrierten Neurokognitiven Therapie (INT) im Vergleich zu einer Gruppe mit TAU (*treatment as usual*). Modif. nach [6].

Die Teilnehmer wurden dann in eine der beiden Therapiegruppen randomisiert: INT-Gruppe versus TAU (*treatment as usual*-Gruppe). Die INT-Gruppe fokussierte auf 11 neuro- und sozialkognitive Domänen (angelehnt an NIMH-MATRICS). Die TAU-Gruppe wurde mit individueller Psychotherapie und Casemanagement behandelt. Alle Teilnehmer beider Gruppen waren stabil mediziert.

Die Behandlungsphase bestand aus zwei Terminen pro Woche à 90 Minuten über 15 Wochen. Es wurden drei Untersuchungszeitpunkte festgelegt: Vor Beginn der Untersuchung, unmittelbar nach 15 Wochen Therapie, 9 Monate nach Beendigung der Therapie (= ein Jahr nach Beginn der Untersuchung). Beide Gruppen wiesen vergleichbare klinische Patientencharakteristika auf.

Bezüglich der Reduktion von Negativsymptomatik, abgebildet durch die niedrigere Symptomschwere der drei genannten PANSS-Items zeigten 54,2 % der INT-Gruppe statistisch signifikante Verbesserungen im Vergleich zur TAU-Gruppe (26,8 %) unmittelbar nach Therapie (Untersuchungszeitpunkt 2). Diese deutliche Verbesserung hielt auch bis zum dritten Untersuchungszeitpunkt an, allerdings nur noch auf Trendniveau (☞ Abb. 4.9).

Die Verbesserungen bezogen sich v.a. auf die PANSS-Items *lack of spontaneity* und *social withdrawal.* Die Verbesserungen waren nicht korreliert mit Positivsymptomatik, Medikation und/oder depressiven Symptomen.

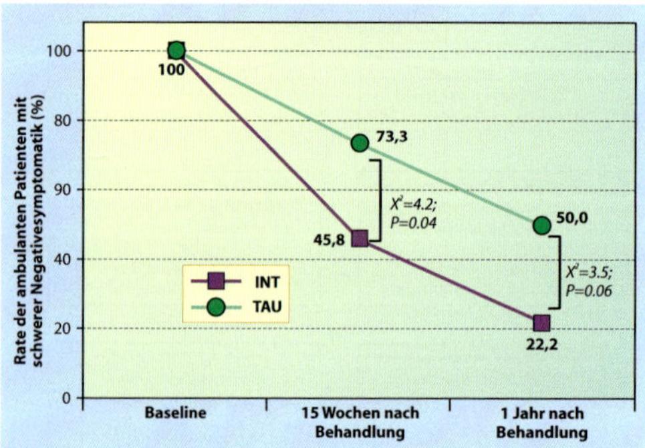

Abb. 4.9: Vergleich der prozentualen Veränderung der Anzahl von Patienten mit schwerer Negativsymptomatik 15 Wochen und 1 Jahr nach Integrierter Neurokognitiver Therapie (INT) im Vergleich zu einer Gruppe mit TAU (*treatment as usual*). Modif. nach [6].

Die Ergebnisse deuten darauf hin, dass die INT auf eine Subgruppe von Patienten mit Negativsymptomatik durchaus zufriedenstellende Effekte hat, wenngleich die doch vergleichsweise kurze Dauer der Behandlungsphase mit 15 Wochen bei Betroffenen mit sehr komplexen neurokognitiven und sozialkognitiven Beeinträchtigungen sicher ausgeweitet werden müsste (*regelhafte Wiederholungen der Therapiegruppen*).

Literatur

1. Danion JM, Rein W, Fleurot O and the Amisulpride Study Group. Improvement of schizophrenic patients with primary negative symptoms treated with amisulpride. Am J Psychiatry 1999;156:610-616.

2. Németh G, Laszlovszky I, Czobor P, Szalai E, Szatmári B, Harsányi J, Barabássy Á, Debelle M, Durgam S, Bitter I, Marder S, Fleischhacker WW. Cariprazine versus risperidone monotherapy for treatment of predominant negative symptoms in patients with schizophrenia: a randomised, double-blind, controlled trial. Lancet 2017; 389:1103-1113.

3. Durgam S, Earley W, Li R, Li D, Lu K, Laszlovszky I, Fleischhacker WW, Nasrallah HA. Long-term cariprazine treatment for the prevention of relapse in patients with schizophrenia: a randomized, double-blind, placebo-controlled trial. Schizophr Res 2016;176:264-271.

4. Cuesta MJ, García de Jalón E, Campos MS,Ibáñez B, Sánchez-Torres AM, Peralta V. Duration of untreated negative and positive symptoms of psychosis and cognitive impairment in first episode psychosis. Schizophr Res 2012;141:222-7.

5. Levine SZ, Leucht S. Treatment response heterogeneity in the predominant negative symptoms of schizophrenia: analysis of amisulpride vs placebo in three clinical trials. Schizophr Res 2014;156:107-14.

6. Mueller DR, Khalesi Z, Benzing V, Castiglione CI, Roder V Does Integrated Neurocognitive Therapy (INT) reduce severe negative symptoms in schizophrenia outpatients? Schizophr Res 2017;188:92-97.

4.2. Fazit und Ausblick

Obwohl

- die Positivsymptome der schizophrenen Störungen durch antidopaminerg wirksame Substanzen relativ gut behandelt werden können
- einige Antipsychotika auf Grund serotonerger Wirkmechanismen auch antidepressiv wirksam sind und
- mehrere Antipsychotika der 2. Generation ein geringes Risiko für ein extrapyramidal-motorisches Syndrom haben

bleibt die Verbesserung von Negativsymptomen ein bisher nur ungenügend erreichtes Therapieziel.

Aus der aktuellen Datenlage geht hervor, dass eine Reihe von nicht primär dahingehend konzipierten pharmakologischen und psychosozialen Interventionen mit einer Verbesserung der Negativsymptomatik verbunden ist [1]. Andererseits erbrachten spezifische, mit selektierten Stichproben in randomisierten, kontrollierten Studien durchgeführte Interventionen nur mäßige Effekte [2], was darauf hinweist, dass die bisher vorliegenden Befunde nicht generalisiert werden können. Insofern besteht ein dringender Bedarf, effektive Strategien für die Behandlung von mittel- bis schwergradiger Negativsymptomatik zu entwickeln. Die Tatsache, dass Cariprazin im Herbst 2019 den Galenus-von-Pergamon-Preis für herausragende Arzneimittel-Innovationen in der Kategorie *Specialist Care* verliehen bekommen hat, ist in diesem Kontext ein deutliches und positives Signal und ein starkes Zeichen für eine Indikation, die in der Öffentlichkeit nicht nur unterschätzt oder falsch eingeschätzt wird, sondern großteils sogar unbekannt ist.

Wie in den vorherigen Kapiteln dieses Buches bereits erwähnt wurde, ist bei der Suche nach neuen Interventionen die Unterscheidung zwischen den folgenden, klinisch relevanten Formen der Negativsymptomatik bedeutsam:

- primäre Negativsymptome
- sekundäre Negativsymptome
- prädominante Negativsymptome
- persistierende Negativsymptome

Auf pharmakologischer Ebene ergab eine rezente Meta-Analyse von 21 Studien, dass bei **prädominanter Negativsymptomatik**

- niedrig dosiertes Amisulprid signifikant wirksamer als Placebo
- Olanzapin wirksamer als Haloperidol und
- Cariprazin wirksamer als Risperidon ist.

Bei **prominenter Negativsymptomatik** wiesen einzelne Studien auf eine Überlegenheit von Olanzapin und Quetiapin gegenüber Risperidon hin, wobei in diesem Zusammenhang eine mögliche Verbesserung von sekundären Negativsymptomen berücksichtigt werden muss [3].

Trotz des heterogenen Ansprechens sind bislang nur dopaminerg wirksame Präparate bei Schizophrenie einschließlich der Negativsymptomatik zugelassen. Dabei gibt es zwischen diesen bezüglich verschiedener pharmakologischer Parameter gravierende Unterschiede. Partieller dopaminerge Agonismus, präferentielle Bindung an präsynaptischen Dopaminrezeptoren und höhere Affinität zu D_3-Rezeptoren spielen vermutlich bei der Behandlung der Negativsymptomatik eine besondere Rolle.

Pharmaka ohne relevante dopaminerge Komponente, die sich bisher in Phase II- oder Phase III-Studien befinden und auf eine Verringerung der Negativsymptomatik abzielen, sind

- LuAF-11167 (PDE10A-Inhibitor)
- Pimavanserin (inverser 5-HT_{2A}-Agonist)
- Roluperidon (Sigma-2/5-HT_{2A}-Antagonist)
- TAK-831 (DAAO-Inhibitor) [4].

Primäre Negativsymptome, die vornehmlich in der Prodromalphase der Schizophrenie zu finden sind, könnten in Zukunft unter Zuhilfenahme von Biomarkern mit beispielsweise immunologisch wirksamen Medikamenten zur Prävention/Frühintervention behandelt werden [5]. Bis dahin ist es aber besonders wichtig, die zur Verfügung stehenden Behandlungsoptionen der Negativsymptomatik der Schizophrenie zu kennen und gewissenhaft anzuwenden.

So können auch Antidepressiva in Einzelfällen als Kombinationsbehandlung zu Antipsychotika bei Negativsymptomatik hilfreich sein. Von den nicht-pharmakologischen Behandlungsmethoden scheinen einige psychotherapeutische Verfahren und Bewegungstherapie eine gewisse Wirksamkeit aufzuweisen.

Literatur

1. Elis O, Caponigro JM, Kring AM. Psychosocial treatments for negative symptoms in schizophrenia: current practices and future directions. Clin Psychol Rev 2013; 33:914-928.

2. Fusar-Poli P, Papanastasiou E, Stahl D, Rocchetti M, Carpenter W, Shergill S, McGuire P. Treatments of negative symptoms in schizophrenia: meta-analysis of 168 randomized placebo-controlled trials. Schizophr Bull 2015;41:892-899.

3. Krause M, Zhu Y, Huhn M, Schneider-Thoma J, Bighelli I, Nikolakopoulou A, Leucht S. Antipsychotic drugs for patients with schizophrenia and predominant or prominent negative symptoms: a systematic review and meta-analysis. Eur Arch Psychiatry Clin Neurosci 2018;268: 625-639.

4. Krogmann A, Peters L, von Hardenberg L, Bödeker K, Nöhles VB, Correll CU. Keeping up with the therapeutic advances in schizophrenia: a review of novel and emerging pharmacological entities. CNS Spectr 2019;24:38-69.

5. Pandurangi AK, Buckley PF. Inflammation, antipsychotic drugs, and evidence for effectiveness of anti-inflammatory agents in schizophrenia. Curr Top Behav Neurosci 2020;44:227-244.

5. Anhang

5.1. Abkürzungsverzeichnis

Abkürzung	Bedeutung
ALAT	Alanin-Aminotransferase (ein sogenannter Leberwert)
ASAT	Aspartat-Aminotransferase (ein sogenannter Leberwert)
BNSS	*Brief Negative Symptom Scale*
BPRS	*Brief Psychiatric Rating Scale*
BSG	Blutsenkungsgeschwindigkeit
CAINS	*Clinical Assessment Interview for Negative Symptoms*
CBT	*Cognitive behavioral therapy for psychosis*
CRP	C-reaktives Protein
CRT	*Cognitive remediation therapy*
CYP	Cytochrom P
DGPPN	*Deutsche Gesellschaft für Psychiatrie und Psychotherapie, Psychosomatik und Nervenheilkunde e.V.*
DSM	*Diagnostic and Statistical Manual of Mental Disorders*
DUP	Dauer der unbehandelten Psychose
EEG	Elektroenzephalographie
EKT	Elektrokonvulsionsbehandlung
EPMS	Extrapyramidal-motorisches Syndrom (im Zusammenhang mit Nebenwirkungen)
FGA	*First generation antispychotics*, Antipsychotika der 1. Generation
GABA	Gamma-Aminobuttersäure
ICD	*International Statistical Classification of Diseases and Related Health Problems*, Internationale statistische Klassifikation der Krankheiten und verwandter Gesundheitsprobleme
KVT	Kognitive Verhaltenstherapie
MADRS	*Montgomery-Asberg Depression Rating Scale*
MRT	Magnetresonanztomographie
NMDA	N-Methyl-D-Aspartat
PANSS	*Positive and Negative Syndrome Scale*
QT-Verlängerung	Spezielle EKG-Veränderung unter Antipsychotika
SANS	*Scale for the Assessment of Negative Symptoms*
SGA	*Second generation antipsychotics*, Antipsychotika der 2. Generation
SNS	*Self-Evaluation of Negative Symptoms*
SSRI	Selektive Serotonin-Wiederaufnahmehemmer
TGA	*Third generation antipsychotics*, Antipsychotika der 3. Generation
TMS	Transkranielle Magnetstimulation

Tab. 5.1: Auswahl von im Buch verwendeten Abkürzungen und deren Bedeutung. Weitere Abkürzungen sind in deren direktem Umfeld oder in Abbildungs- und Tabellenlegenden erklärt.

Index